用人单位职业卫生培训系列教材

化工企业主要负责人与职业卫生管理人员

王雪涛　主　编
国家安全监管总局信息研究院　组织编写

煤炭工业出版社

·北　京·

图书在版编目（CIP）数据

化工企业主要负责人与职业卫生管理人员／王雪涛
主编；国家安全监管总局信息研究院组织编写．－－北京：
煤炭工业出版社，2017

用人单位职业卫生培训系列教材

ISBN 978－7－5020－5739－8

Ⅰ.①化… Ⅱ.①王… ②国… Ⅲ.①化工企业—劳
动卫生—卫生管理—职业培训—教材 Ⅳ.①R13

中国版本图书馆 CIP 数据核字（2017）第 048520 号

化工企业主要负责人与职业卫生管理人员
（用人单位职业卫生培训系列教材）

主　　编	王雪涛
组织编写	国家安全监管总局信息研究院
责任编辑	罗秀全　郭玉娟
责任校对	邢蕾严
封面设计	于春颖

出版发行　煤炭工业出版社（北京市朝阳区芍药居 35 号　100029）
电　　话　010－84657898（总编室）
　　　　　010－64018321（发行部）　010－84657880（读者服务部）
电子信箱　cciph612@126.com
网　　址　www.cciph.com.cn
印　　刷　北京玥实印刷有限公司
经　　销　全国新华书店

开　　本　710mm×1000mm$^1/_{16}$　印张　$8^3/_4$　字数　143 千字
版　　次　2017 年 5 月第 1 版　2017 年 5 月第 1 次印刷
社内编号　8602　　　　　　　　定价　24.00 元

出 版 说 明

　　为贯彻落实《中华人民共和国安全生产法》和《中华人民共和国职业病防治法》精神，帮助用人单位做好职业卫生培训工作，不断提升用人单位职业卫生管理水平，提高劳动者的职业病危害防治意识和能力，根据《国务院办公厅关于印发国家职业病防治规划（2016—2020 年）的通知》（国办发〔2016〕100 号）和《国家安全监管总局办公厅关于加强用人单位职业卫生培训工作的通知》（安监总厅安健〔2015〕121 号）的要求，国家安全监管总局信息研究院组织专家，按照"看得懂、记得住、用得上"的原则，主要针对煤矿、冶金、化工、建材四个职业病危害严重行业（领域），编写了用人单位职业卫生培训系列教材。每个行业的教材，根据读者对象不同，分为《××××企业主要负责人与职业卫生管理人员》和《××××企业从业人员》两本。

　　本书主要包括以下内容：职业卫生法律、法规和标准；职业卫生基本知识；职业卫生管理具体要求；化工企业生产工艺流程中的职业病危害因素识别；化工企业主要职业病危害；化工企业职业病危害控制技术；个体防护；化工企业职业中毒与应急救援等。

　　本书由王雪涛主编，冯洁、王海椒、张华伟、张春民、赵佳佳、于然旗等参与编写。本书的编写出版，得到了国家安全监管总局职业安全健康监督管理司、国家安全监管总局职业安全卫生研究中心、中国建材检验认证集团股份有限公司等的大力支持和帮助，编写人员积极承担编写任务，顶着很大的工作压力，牺牲了大量的休息时

出
版
说
明

· 1 ·

间，克服了重重困难，付出了心血和汗水，在此一并表示衷心感谢！

由于编写时间很紧，因此书中难免存在不足之处，望读者批评指正，提出意见，以便我们及时更正。

出版者

二〇一七年二月

化工企业主要负责人与职业卫生管理人员

· 2 ·

目　　次

目

次

绪论

化工企业是指从事化学工业生产和开发的企业与单位的总称，分为石油化工、基础化工及化学化纤三大类，涉及的劳动者人数多、范围广。到 20 世纪末，我国已经能生产各种化学品 4 万余种，目前国内的一些主要化工产品产量已位居世界前列。如化肥、染料产量位居世界第一；农药、纯碱产量居世界第二；硫酸、烧碱产量居世界第三；合成橡胶、乙烯产量居世界第四；原油加工能力居世界第四。石油和化学工业已成为我国国民经济的支柱产业之一，为我国国民经济的发展发挥了极大的作用。随着经济的发展与科学的进步，石油和化学工业还将快速发展，化工产品会越来越多。化工企业的主要特点是生产过程中有毒有害物质多，生产过程复杂，容易造成有毒有害物料的泄漏；此外，噪声、粉尘、振动、辐射、高低温等职业病危害因素都可能对作业人员的健康和生命造成威胁。

我国是一个人口大国，职业人群占 50% 以上，职业病危害十分严重，接触职业病危害人数、职业病患者累计数量、死亡数量及新发病人数量都居世界首位。据卫计委 2014 年职业病报告，全国共报告职业病 29972 例，其中职业性尘肺病 26873 例，急性职业中毒 486 例，慢性职业中毒 795 例，其他职业病合计 1818 例。各类急性职业中毒事故 295 起，中毒 486 例，死亡 2 例。其中重大职业中毒事故 7 起（同时中毒 10 人以上或死亡 5 人以下），中毒 84 例。引起急性职业中毒的化学物质 30 余种，其中一氧化碳中毒的起数和人数最多，共发生 111 起 213 例。各类慢性职业中毒 795 例，死亡 2 例，均为苯中毒。引起慢性职业中毒例数排在前三位的化学物质分别是苯、铅及其化合物（不包含四乙基铅）和砷及其化合物，分别为 282 例、224 例和 120 例。职业性肿瘤 119 例，以各类制造业为主。其中苯所致白血病 53 例，焦炉逸散物所致肺癌 28 例，石棉所致肺癌、间皮瘤 27 例，六价铬化合物所致肺癌 5 例，联苯胺所致膀胱癌 3 例，氯甲醚和双氯甲醚所致肺癌、β-萘胺所致膀胱癌、砷及其化合物所致肺癌和皮肤癌各 1 例。

随着我国化学工业的不断发展，规模日益扩大，从业人员不断增多，新的化学毒物层出不穷，化工企业劳动者的身体健康也日益受到威胁。化工企业威胁职工健康的恶性疾病主要以恶性肿瘤为主且逐年加重，尤其是肺癌、肝癌和胃癌，另外，还有呈逐年上升趋势的心脏病、心脑血管病。化工企业劳动者的健康状况与环境因素、生物学因素、心理行为与生活方式因素、卫生服务因素等息息相关。化工企业劳动者职业健康的特点是：职业病危害十分严重，职业病危害知识总知晓率低，年轻劳动者和文化程度较低者工伤事故频率高，职业病危害对女工的生殖机能具有一定的影响，慢性非传染性疾病是影响健康的主要因素，心理健康状态普遍较低，卫生服务不够全面等。

2007 年 WHO 出台了《2008—2017 年劳动者健康全球行动计划》，我国于 2009 年、2010 年分别推出了《国家职业病防治规划（2009—2015 年）》和"健康中国 2020"战略，为改善化工企业劳动者的健康状况提供了政策上的保障。随着我国经济的深入发展，化工企业不断引进新工艺、新方法、新技术而带来新的职业病危害，引起了新的职业卫生问题，对化工企业劳动者的健康提出了新的挑战。

一、化工生产的特点

随着石油和化学工业的迅速发展，安全问题越来越突出。化工生产不同于冶金、机械制造、纺织、交通运输等行业，有其突出的特点。具体表现在以下几方面。

1. 化工产品和生产方法多样化

化工生产所用的原料、半成品、成品种类繁多，绝大部分是易燃、易爆、有毒、腐蚀性危险化学品。而化工生产中一种主要产品可以联产或副产几种其他产品，同时，又需要多种原料和中间体来配套。同一种产品往往可以使用不同的原料和采用不同的方法制得，如苯的主要来源有炼厂副产、石脑油铂重整、裂解制乙烯时的副产品以及甲苯经脱烷基制取苯等。而用同一种原料采用不同的生产方法可得到不同的产品，如用化工基本原料乙烯可以生产出多种化工产品。

2. 生产规模大型化

近 20 年来，国际上化工生产采用大型生产装置是一个明显趋势。世界各国出现了以炼石脑油和天然气凝析液为原料，采用烃类裂解技术制造乙烯的大型石化工厂，生产乙烯的装置也由 20 世纪 50 年代的万吨级跃升为几十万吨级。我国已建成了许多年产 30 万 ~ 45 万规模的生产装置。

从安全角度考虑，大型化会带来重大的潜在危险性。

1）能量大增加了能量外泄的危险性

生产过程温度越高，设备内外压力差越大，对设备强度的要求就越高，也就越难以保证。原材料、半成品甚至产品在加工过程中外泄的可能性就会增大。一旦能量大量外泄，就会在很大范围内燃烧爆炸或产生易爆的蒸气云团或毒气云。

2）控制集中化和自动化，使系统复杂化

没有控制的集中和自动化也谈不上大型化。但控制设备和计算机也有一定的故障率，如果是开环控制，人是子系统的一员，人的低可靠性增大了事故发生的可能。

3）设备要求日益严格

工厂规模大型化以后，对工艺设备的处理能力、材质和工艺参数要求更高。如轻油裂解、蒸气稀释裂解的裂解管壁温要求都在 900 ℃ 以上，合成氨、甲醇、尿素的合成压力要求都在 10 MPa 以上，高压聚乙烯压缩机出口压力为 350 MPa，高速水泵转速达 2500 r/min，天然气深冷分离在 − 120 ~ − 130 ℃ 的条件下进行。这些严酷的生产条件给设备制造带来了极大的难度，同时也增加了潜在危险性的严重程度。

4）大型化给社会带来了威胁

大型工厂基本上是在原有厂区的基础上逐渐扩建的，大量职工的生活需求又使厂区与居民区越来越近，一旦发生事故，便会对社会造成巨大影响。

3. 工艺过程的连续化和自动控制

化工生产有间歇操作和连续操作之分。间歇操作的特点是各个操作过程都在一组或一个设备内进行，反应状态随时间而变化，原料的投入和产出都在同一地点，危险性原料和产品都在岗位附近。因此，很难达到稳定生产，操作人员的注意力十分集中，劳动强度也很大，这就容易发生事故。间歇生产方式不可能大型化，连续化和自动控制是大型化的必然结果。

连续化生产的操作比间歇操作简单，特别是各种物理量参数在正常运转的全部时间内是不变的；不像间歇操作不稳定，随时间变化经常出现波动。但连续化生产中外部或内部产生的干扰非常容易侵入系统，影响各种参数发生偏离；由于各子系统的输入输出是连续的，上游的偏离量很容易传递到下游，进而影响系统的稳定。连续化生产装置和设备之间的相互作用非常紧密，输入输出问题也比间歇操作复杂，所以必须实现自动控制才能保持稳定生产。自动控制虽然能增加运转的可靠性，提高产品质量和安全性，但也不是万无一失的，即使采用自动控制手段，也应加强管理、搞好维护，不可掉以轻心。

4. 间歇操作仍是众多化工企业生产的主要方式

间歇操作的特点是所有操作阶段都在同一设备或地点进行。原料、催化剂、助剂等加入反应器内，进行加热、冷却、搅拌等操作，使之发生化学反应。经一段时间反应完成后，产品从反应器内全部或部分卸出，然后再加入新原料周而复始地进行新一轮的操作。

间歇操作适于生产批量较少而品种较多的化工产品，如染料、医药、精细化工等产品，这种生产方式仍是化工生产的重要方式之一。有些集中控制或半自动控制的化工装置还残留着间歇操作的部分特性。

进行间歇操作时，由于人机结合面过于接近，发生事故很难躲避，岗位环境不良，劳动强度也大。因此，在中小型工厂中如何改善间歇操作的安全环境和劳动条件仍是当今化工安全的主攻方向。

5. 生产工艺条件苛刻

采用高温、高压、深冷、真空等工艺可以提高单机效率和产品收率，缩短产品生产周期，使化工生产获得更大的经济效益。然而，与此同时也对工艺操作提出了更为苛刻的要求。首先，对设备的本质安全可靠性提出了更高的要求，否则极易因设备质量问题引发设备安全事故；其次，要求操作人员必须具备较为全面的操作知识、良好的技术素质和高度的责任心；最后，苛刻的工艺条件要求必须具备良好的安全防护设施，以防工艺波动、误操作等导致的事故，而对这些苛刻条件下的生产进行防护，无论从软件还是到硬件都不是一件很容易的事情，而一旦不能做好就会发生不可估量的事故。

二、化工企业职业病危害防治存在的主要问题

我国石油、化工行业起步较晚，职业病危害治理工作相对滞后。职业病危害威胁着我国近 2 亿的劳动者，新发职业病每年高达 2 万多例。当前化工企业职业病危害比较集中，粉尘、有毒物质、噪声、高温四类危害是当前职业健康的四大"杀手"，成为职业病防治的重点，职业病危害已成为民生关注的热点

和社会问题。正处于职业病高发期和矛盾凸显期的中国，防治职业病的任务十分艰巨。

（1）从政府监管角度看，监管人员缺乏专业知识和技能，缺乏有效的监督和管理。近年来，政府逐步认识到了关注职业健康的必要性和重要性，在加强落实企业主体责任、建设职业安全健康体制、完善装备设施及安全技术服务等方面也出台了一系列重大措施，加之社会各方面的共同努力，虽然在职业卫生方面取得了一定的进展，但安全生产和职业健康形势严峻、任务繁重。

（2）从企业角度看，一些企业重经济发展和企业效益，忽视安全生产和职业健康防治，主体责任落实不到位。

① 大部分企业尚未形成健全而良好的管理体系。经调查研究发现，全国所有登记在册的大中小型企业中，能够根据《中华人民共和国职业病防治法》（简称《职业病防治法》）的规定规范建立卫生管理制度的仅占 7.98%，大部分企业均未建立自身职业卫生管理机制和职业病防治管理网络，未配备专职或者兼职的职业卫生管理人员，更无职业病原始记录可查。

② 大多数生产经营单位不符合职业健康安全管理"三同时"制度的要求。"三同时"制度规定："一切新建、改建、扩建的基本建设项目（工程）、技术改造项目（工程）、引进的建设项目，其职业安全卫生设施工程必须符合国家规定的标准，必须与主体工程同时设计、同时施工、同时投入生产和使用。"然而，现实中违规建设、违规生产、违规作业问题突出，进而导致厂房设计不规范，工艺布局不合理，通风、采光、照明等设施达不到设计要求，严重威胁着一线工作人员的身体健康。

③ 部分企业在职业卫生方面的安全投入不足，对职工的教育力度不足；对作业现场职业病危害因素监测进行不及时或不告知；职工整体体检率较低，不能及时发现疑似职业病患者；有些生产经营单位甚至不给或少给劳动者配备符合国家规定的劳动防护用品，或是以货币或者其他物品替代。

（3）从劳动者自身保护方面来看，劳动者自我防护意识较差，不能主动学习职业卫生防护知识，对接触的职业病危害因素了解不足。加之职业病的起因是长期受到职业性危害因素的侵蚀，潜伏期长，劳动者往往抱着"侥幸"心理，"嫌麻烦"，忽视劳保用品对自身的防护，从而导致不可逆性的职业病损伤。

绪

论

· 5 ·

三、化工企业职业病危害的防治措施

职业病危害防治是一个长期的系统工程，不是开展一两次活动、颁布一个法规、调研几次就能解决问题的，需要政府、工会、企业、职工联动，常抓不懈。化工企业必须依照《职业病防治法》《作业场所职业健康监督管理规定》等职业卫生法律法规和规范，结合实际情况，建立、健全长效的安全管理机制，加强职业卫生规范化管理，预防、控制和消除职业病危害，保护员工健康，促进企业健康、稳定、持续发展，才能形成良性循环，真正实现企业职工双赢。当前，应重点抓好以下几个方面的工作。

1. 加强对企业决策者的教育引导，提高职业病危害的防治意识

企业决策者对职业病危害防治的重要性认识决定了其对职业病危害防治的重视程度，政府相关部门应牵头加强对企业决策者的政策法规教育，适时进行培训、考核，提高其对职业病危害防治重要性的认识，增强守法意识，掌握职业病危害防治的方法、路子，自觉履行法定义务，落实各项预防制度和措施。同时，地方政府职能部门和工会通过政策宣讲、舆论导向，引导企业决策者自觉遵守《职业病防治法》的相关内容，理清职业病危害防治与企业长远发展的利弊关系，提高职业病危害防治的意识，落实职业病危害防治主体责任。

2. 加强政府相关部门的执法力度，确保政策法规落到实处

做好职业病防治工作，行政部门必须加强协作，安监、卫生、劳动等行政部门须多管齐下，联合执法，综合治理，强力贯彻《职业病防治法》，层层抓落实，以达到预防为主、防治结合的目的；对发生职业病的地区和企业要加强问责；不仅要加强对企业的监管，还要加强对执法人员的督导，督促其落实职责。职业病防治落实的重点在企业，因此政府部门要把好建设过程监控关，严格落实"三同时"，把好准产关；企业生产前不仅要把好企业生产所需的硬件安全关，还要把好管理体制"软件"关，强制企业建立职业病防治体系。

3. 厘清化工企业职业病危害的防治重点，有针对性地防治

从调研情况来看，粉尘、有毒物质、噪声、高温是化工企业职业病危害的重点。要将这四类职业病危害防治工作作为化工企业职业病危害防治的重点，制定切实可行的措施，坚决维护职工的身心健康。

4. 化工企业要保证安全教育培训到位

使员工充分了解其作业场所和工作岗位存在的职业病危害因素、防范措施及事故应急措施；必须为从业人员免费提供符合国家标准或者行业标准的劳动防护用品，并监督、教育从业人员按照使用规则佩戴、使用；定期进行职业健康检查，发现职业禁忌或有与所从事职业相关的健康损害的劳动者，应及时调离原工作岗位，并妥善安置。

社会在进步、科学在发展、技术在创新，但安全和健康是我们永恒的话题，化工生产的安全健康关系到国家的财产安全、关系到化工企业的经济效益和社会效益、关系到人民的生活利益和从业人员的安康，是化工企业最根本的效益所在，因此推进职业安全健康事业发展刻不容缓。

第一章
职业卫生法律、法规和标准

做任何事都要有法可依，有据可循，要想做好职业卫生工作，必须先了解我国法律法规中对职业卫生工作的要求。

我国职业卫生法律法规体系具有五个层次：

第一层次，宪法。宪法是国家的根本大法，具有最高的法律效力，一切法律、行政法规、地方法规、规章都不得同宪法相抵触。

第二层次，法律。法律是由全国人大及其常委会制定的。例如，《职业病防治法》、《中华人民共和国安全生产法》(简称《安全生产法》)、《中华人民共和国劳动法》(简称《劳动法》)等。

第三层次，行政法规。行政法规是国务院根据宪法和法律制定的。例如，《使用有毒物品作业场所劳动保护条例》、《放射性同位素与射线装置放射防护条例》、《中华人民共和国尘肺病防治条例》(简称《尘肺病防治条例》)、《危险化学品安全管理条例》等。

第四层次，地方性法规。地方性法规是由省、自治区、直辖市、省和自治区的人民政府所在市、经国务院批准的较大的市人大及其常委会，根据本行政区域的具体情况和实际需要制定和颁布的、在本行政区域内实施的规范性文件的总称。

第五层次，规章。规章是由国务院各部、委员会、中国人民银行、审计署和具有行政管理职能的直属机构，省、自治区、直辖市和较大的市人民政府制定的。部门规章由部门首长签署命令并予以公布，地方政府规章由省长、自治区主席或者市长签署命令并予以公布。

这些法律法规对企业的职业安全卫生提出了全面、具体的要求。

一、《中华人民共和国宪法》

《中华人民共和国宪法》第四十二条明确规定："国家通过各种途径，创造劳动就业条件，加强劳动保护，改善劳动条件，并在发展生产的基础上，提

化工企业主要负责人与职业卫生管理人员

高劳动报酬和福利待遇。"加强劳动保护，改善劳动条件，这是对我国职业安全卫生工作的总体规定。

二、职业卫生相关法律

1. 《职业病防治法》

《职业病防治法》是我国预防、控制和消除职业病危害，防治职业病，保护劳动者健康及其相关权益的一部专门法律，是职业卫生的一部大法。

《职业病防治法》对用人单位提出了三项总体要求：一是应当为劳动者创造符合国家职业卫生标准和卫生要求的工作环境与条件，并采取措施保障劳动者获得职业卫生保护；二是应当建立、健全职业病防治责任制，加强对职业病防治的管理，提高职业病防治水平，对本单位产生的职业病危害承担责任；三是必须依法参加工伤社会保险。

1）职业病前期预防要求

（1）工作场所职业卫生要求。

产生职业病危害的用人单位的设立除应当符合法律、行政法规规定的设立条件外，其工作场所还应当符合下列职业卫生要求：

① 职业病危害因素的强度或者浓度符合国家职业卫生标准。

② 有与职业病危害防护相适应的设施。

③ 生产布局合理，符合有害与无害作业分开的原则。

④ 有配套的更衣间、洗浴间、孕妇休息间等卫生设施。

⑤ 设备、工具、用具等设施符合保护劳动者生理、心理健康的要求。

⑥ 法律、行政法规和国务院卫生行政部门、安全生产监督管理部门关于保护劳动者健康的其他要求。

（2）职业病危害项目的申报制度。

用人单位设有依法公布的职业病目录所列职业病的危害项目的，应当及时、如实向所在地安全生产监督管理部门申报危害项目，接受监督。

（3）"三同时"制度。

建设项目的职业病防护设施所需费用应当纳入建设项目工程预算，并与主体工程同时设计、同时施工、同时投入生产和使用。

建设单位对可能产生职业病危害的建设项目，应当进行职业病危害预评价、职业病防护设施设计、职业病危害控制效果评价及相应的评审，组织职业病防护设施验收，建立健全建设项目职业卫生管理制度与档案。

（4）高危害作业的管理。

国家对从事放射性、高毒、高危粉尘等作业实行特殊管理。具体管理办法由国务院制定。

2）劳动过程中的防护与管理

（1）职业病危害管理要求。

用人单位应当采取下列职业病防治管理措施：

① 设置或者指定职业卫生管理机构或者组织，配备专职或者兼职的职业卫生专业人员，负责本单位的职业病防治工作。

② 制定职业病防治计划和实施方案。

③ 建立、健全职业卫生管理制度和操作规程。

④ 建立、健全职业卫生档案和劳动者健康监护档案。

⑤ 建立、健全工作场所职业病危害因素监测及评价制度。

⑥ 建立、健全职业病危害事故应急救援预案。

（2）职业病危害防护设施（用品）要求。

用人单位必须采用有效的职业病防护设施，并为劳动者提供个人使用的职业病防护用品。用人单位为劳动者个人提供的职业病防护用品必须符合防治职业病的要求；不符合要求的，不得使用。用人单位应当优先采用有利于防治职业病和保护劳动者健康的新技术、新工艺、新设备、新材料，逐步替代职业病危害严重的技术、工艺、设备、材料。

（3）公告与警示标识要求。

产生职业病危害的用人单位，应当在醒目位置设置公告栏，公布有关职业病防治的规章制度、操作规程、职业病危害事故应急救援措施和工作场所职业病危害因素检测结果。

对产生严重职业病危害的作业岗位，应当在其醒目位置设置警示标识和中文警示说明。警示说明应当载明产生职业病危害的种类、后果、预防以及应急救治措施等内容。

（4）应急设施要求。

对可能发生急性职业损伤的有毒、有害工作场所，用人单位应当设置报警装置，配置现场急救用品、冲洗设备、应急撤离通道和必要的泄险区。对放射工作场所和放射性同位素的运输、贮存，用人单位必须配置防护设备和报警装

化工企业主要负责人与职业卫生管理人员

置，保证接触放射线的工作人员佩戴个人剂量计。

对职业病防护设备、应急救援设施和个人使用的职业病防护用品，用人单位应当进行经常性的维护、检修，定期检测其性能和效果，确保其处于正常状态，不得擅自拆除或者停止使用。

（5）职业病危害因素监测、检测要求。

用人单位应当实施由专人负责的职业病危害因素日常监测，并确保监测系统处于正常运行状态。用人单位应当按照国务院安全生产监督管理部门的规定，定期对工作场所进行职业病危害因素检测、评价。检测、评价结果存入用人单位职业卫生档案，定期向所在地安全生产监督管理部门报告并向劳动者公布。

职业病危害因素检测、评价由依法设立的取得国务院安全生产监督管理部门或者设区的市级以上人民政府安全生产监督管理部门按照职责分工给予资质认可的职业卫生技术服务机构进行。职业卫生技术服务机构所作检测、评价应当客观、真实。

发现工作场所职业病危害因素不符合国家职业卫生标准和卫生要求时，用人单位应当立即采取相应治理措施，仍然达不到国家职业卫生标准和卫生要求的，必须停止存在职业病危害因素的作业；职业病危害因素经治理后，符合国家职业卫生标准和卫生要求的，方可重新作业。

（6）采购要求。

向用人单位提供可能产生职业病危害的设备的，应当提供中文说明书，并在设备的醒目位置设置警示标识和中文警示说明。警示说明应当载明设备性能、可能产生的职业病危害、安全操作和维护注意事项、职业病防护以及应急救治措施等内容。

向用人单位提供可能产生职业病危害的化学品、放射性同位素和含有放射性物质的材料的，应当提供中文说明书。说明书应当载明产品特性、主要成分、存在的有害因素、可能产生的危害后果、安全使用注意事项、职业病防护以及应急救治措施等内容。产品包装应当有醒目的警示标识和中文警示说明。贮存上述材料的场所应当在规定的部位设置危险物品标识或者放射性警示标识。

国内首次使用或者首次进口与职业病危害有关的化学材料，使用单位或者进口单位按照国家规定经国务院有关部门批准后，应当向国务院卫生行政部门、安全生产监督管理部门报送该化学材料的毒性鉴定以及经有关部门登记注册或者批准进口的文件等资料。

进口放射性同位素、射线装置和含有放射性物质的物品的，按照国家有关规定办理。

（7）禁止要求。

任何单位和个人不得生产、经营、进口和使用国家明令禁止使用的可能产生职业病危害的设备或者材料。

任何单位和个人不得将产生职业病危害的作业转移给不具备职业病防护条件的单位和个人。不具备职业病防护条件的单位和个人不得接受产生职业病危害的作业。

（8）知悉要求。

用人单位对采用的技术、工艺、设备、材料，应当知悉其产生的职业病危害，对有职业病危害的技术、工艺、设备、材料隐瞒其危害而采用的，对所造成的职业病危害后果承担责任。

（9）告知要求。

用人单位与劳动者订立劳动合同（含聘用合同，下同）时，应当将工作过程中可能产生的职业病危害及其后果、职业病防护措施和待遇等如实告知劳动者，并在劳动合同中写明，不得隐瞒或者欺骗。劳动者在已订立劳动合同期间因工作岗位或者工作内容变更，从事与所订立劳动合同中未告知的存在职业病危害的作业时，用人单位应当依照前款规定，向劳动者履行如实告知的义务，并协商变更原劳动合同相关条款。用人单位违反前两款规定的，劳动者有权拒绝从事存在职业病危害的作业，用人单位不得因此解除与劳动者所订立的劳动合同。

（10）其他要求。

① 培训要求。

用人单位的主要负责人和职业卫生管理人员应当接受职业卫生培训，遵守职业病防治法律、法规，依法组织本单位的职业病防治工作。

用人单位应当对劳动者进行上岗前的职业卫生培训和在岗期间的定期职业卫生培训，普及职业卫生知识，督促劳动者遵守职业病防治法律、法规、规章和操作规程，指导劳动者正确使用职业病防护设备和个人使用的职业病防护用品。

劳动者应当学习和掌握相关的职业卫生知识，增强职业病防范意识，遵守职业病防治法律、法规、规章和操作规程，正确使用、维护职业病防护设备和个人使用的职业病防护用品，发现职业病危害事故隐患应当及时报告。劳动者不履行前款规定义务的，用人单位应当对其进行教育。

② 体检要求。

对从事接触职业病危害的作业的劳动者，用人单位应当按照国务院安全生产监督管理部门、卫生行政部门的规定组织上岗前、在岗期间和离岗时的职业健康检查，并将检查结果书面告知劳动者。职业健康检查费用由用人单位承担。用人单位不得安排未经上岗前职业健康检查的劳动者从事接触职业病危害的作业；不得安排有职业禁忌的劳动者从事其所禁忌的作业；对在职业健康检查中发现有与所从事的职业相关的健康损害的劳动者，应当调离原工作岗位，并妥善安置；对未进行离岗前职业健康检查的劳动者不得解除或者终止与其订立的劳动合同。职业健康检查应当由省级以上人民政府卫生行政部门批准的医疗卫生机构承担。

③ 职业健康监护档案要求。

用人单位应当为劳动者建立职业健康监护档案，并按照规定的期限妥善保存。职业健康监护档案应当包括劳动者的职业史、职业病危害接触史、职业健康检查结果和职业病诊疗等有关个人健康资料。

劳动者离开用人单位时，有权索取本人职业健康监护档案复印件，用人单位应当如实、无偿提供，并在所提供的复印件上签章。

④ 职业病危害事故报告与应急要求。

发生或者可能发生急性职业病危害事故时，用人单位应当立即采取应急救援和控制措施，并及时报告所在地安全生产监督管理部门和有关部门。安全生产监督管理部门接到报告后，应当及时会同有关部门组织调查处理；必要时，可以采取临时控制措施。

对遭受或者可能遭受急性职业病危害的劳动者，用人单位应当及时组织救治、进行健康检查和医学观察，所需费用由用人单位承担。

⑤ 禁忌作业要求。

用人单位不得安排未成年工从事接触职业病危害的作业；不得安排孕期、哺乳期的女职工从事对本人和胎儿、婴儿有危害的作业。

2. 《安全生产法》

《安全生产法》由第九届全国人民代表大会常务委员会第二十八次会议于2002年6月29日通过公布，自2002年11月1日起施行。

2014年8月31日第十二届全国人民代表大会常务委员会第十次会议通过全国人民代表大会常务委员会关于修改《安全生产法》的决定，自2014年12

第一章 职业卫生法律、法规和标准

月 1 日起施行。

新修订的《安全生产法》包括总则、生产经营单位的安全生产保障、从业人员的安全生产权利义务、安全生产的监督管理、生产安全事故的应急救援与调查处理、法律责任、附则，共七章一百一十四条。

《安全生产法》从法律制度上规范了生产经营单位的安全生产行为，确立了保障安全生产的法定措施，并以国家强制力保障这些法定制度和措施得以严格贯彻执行，最终目的是保障人民群众生命和财产安全，维护社会稳定，保证社会主义现代化顺利进行。

3.《劳动法》

《劳动法》是为了保护劳动者的合法权益，调整劳动关系，建立和维护适应社会主义市场经济的劳动制度，促进经济发展和社会进步而制定的法律。

1）劳动安全卫生要求

（1）规章制度要求。用人单位必须建立、健全劳动安全卫生制度，严格执行国家劳动安全卫生规程和标准，对劳动者进行劳动安全卫生教育，防止劳动过程中的事故，减少职业病危害。

（2）"三同时"要求。劳动安全卫生设施必须符合国家规定的标准。新建、改建、扩建工程的劳动安全卫生设施必须与主体工程同时设计、同时施工、同时投入生产和使用。

（3）劳动防护用品及体检要求。用人单位必须为劳动者提供符合国家规定的劳动安全卫生条件和必要的劳动防护用品，对从事有职业病危害作业的劳动者应当定期进行健康检查。

（4）特种作业人员培训要求。从事特种作业的劳动者必须经过专门培训并取得特种作业资格。

2）女职工和未成年工特殊保护

禁止安排女职工从事矿山井下、国家规定的第四级体力劳动强度的劳动和其他禁忌从事的劳动；不得安排女职工在经期从事高处、低温、冷水作业和国家规定的第三级体力劳动强度的劳动；不得安排女职工在怀孕期间从事国家国家规定的第三级体力劳动强度的劳动和孕期禁忌从事的劳动。对怀孕 7 个月以上的女职工，不得安排其延长工作时间和夜班劳动；不得安排女职工在哺乳未满 1 周岁的婴儿期间从事国家规定的第三级体力劳动强度的劳动和哺乳期禁忌从事的其他劳动，不得安排其延长工作时间和夜班劳动；不得安排未成年工从事矿山井下、有毒有害、国家规定的第四级体力劳动强度的劳动和其他禁忌从事的劳动。

用人单位应当对未成年工定期进行健康检查。

三、职业卫生相关行政法规

1.《使用有毒物品作业场所劳动保护条例》

该条例是 2002 年 4 月 30 日国务院第 57 次常务会议通过、以第 352 号国务院令予以公布，2002 年 5 月 12 日起施行。该条例是为了保证作业场所安全使用有毒物品，预防、控制和消除职业中毒危害，保护劳动者的生命安全、身体健康及其相关权益，根据《职业病防治法》和其他有关法律、行政法规规定的，其适用范围是作业场所使用有毒物品可能产生职业中毒危害的劳动保护。

该条例从作业场所的预防措施、劳动过程中的防护、职业健康监护 3 个方面对从事使用有毒物品作业的用人单位提出了安全使用有毒物品，预防、控制和消除职业中毒危害的要求。同时明确了劳动者享有的合理避险权、职业卫生保护权、正式上岗前获取相关资料权、查阅（复印）本人职业健康监护档案权、患职业病的劳动者按照国家有关工伤保险的规定享受工伤保险待遇等九项权利和劳动者应当履行的学习和掌握相关职业卫生知识，遵守有关劳动保护的法律、法规和操作规程，正确使用和维护职业中毒危害防护设施及其用品；发现职业中毒事故隐患时应当及时报告；作业场所出现使用有毒物品产生的危险时，劳动者应当采取必要措施，按照规定正确使用防护设施，将危险加以消除或者减少到最低限度等项义务。

2.《尘肺病防治条例》

该条例是 1987 年 12 月 3 日国务院以第 105 号令发布。该条例是为保护职工健康，消除粉尘危害，防止发生尘肺病，促进生产发展而制定的。其适用范围是所有有粉尘作业的企业、事业单位。条例从防尘、监测、健康管理等方面对有粉尘作业的企业、事业单位提出了保护职工健康、防治粉尘危害的要求。

3.《危险化学品安全管理条例》

该条例是 国务院以第 344 号令公布并于 2002 年 3 月 15 日起施行。该条例旨在加强对危险化学品的安全管理，保障人民生命、财产安全，保护环境。其适用范围包括在中华人民共和国境内生产、经营、储存、运输、使用危险化学品和处置废弃危险化学品的单位。条例从危险化学品的生产储存和使用、危险化学品的经营、危险化学品的运输、危险化学品的登记与事故应急救援几个方面对生产、经营、储存、运输、使用危险化学品和处置废弃危险化学品的单位提出了要求。

四、职业卫生相关部门规章

职业卫生部门规章是指由国务院所属部委在法律规定的范围内，依据职权制定并颁布的有关职业卫生管理的规范性文件。自1998年至今，我国职业卫生有关部门规章大约有13部（表1-1），其制定与管理部门主要包括国家安全生产监督管理总局、国家卫生和计划生育委员会以及人力资源和社会保障部，其建设方法主要是按照各部委自身职业卫生监管职责所涉及的事项进行制定。

表1-1　我国主要职业卫生部门规章

序号	规章名称	颁布部门	法规文号	颁布时间	目　　的
1	工作场所职业卫生监督管理规定	国家安全生产监督管理总局	国家安全生产监督管理总局令第47号	2012-04-27	加强职业卫生监督管理工作，强化用人单位职业病防治的主体责任，预防、控制职业病危害，保障劳动者健康和相关权益
2	职业病危害项目申报办法	国家安全生产监督管理总局	国家安全生产监督管理总局令第48号	2012-04-27	规范职业病危害项目申报工作，加强职业病危害项目的监督管理
3	用人单位职业健康监护监督管理办法	国家安全生产监督管理总局	国家安全生产监督管理总局令第49号	2012-04-27	规范用人单位的职业健康监护工作，加强职业健康监护的监督管理，保护劳动者健康及其相关权益
4	职业卫生技术服务机构监督管理暂行办法	国家安全生产监督管理总局	国家安全生产监督管理总局令第50号	2015-05-29	加强对职业卫生技术服务机构的监督管理，规范职业卫生技术服务行为
5	建设项目职业病防护设施"三同时"监督管理办法	国家安全生产监督管理总局	国家安全生产监督管理总局令第90号	2017-03-09	预防、控制和消除建设项目可能产生的职业病危害，加强和规范建设项目职业病防护设施建设的监督管理

化工企业主要负责人与职业卫生管理人员

表 1-1 (续)

序号	规章名称	颁布部门	法规文号	颁布时间	目 的
6	煤矿作业场所职业病危害防治规定	国家安全生产监督管理总局	国家安全生产监督管理总局令第73号	2015-02-28	加强煤矿作业场所职业病危害的防治工作,强化煤矿企业职业病危害防治主体责任,预防、控制职业病危害,保护煤矿劳动者健康
7	全国卫生统计工作管理办法	卫生部	卫生部令第3号	1999-02-25	加强全国卫生统计工作的组织和指导,保障卫生统计现代化建设的顺利进行,适应我国卫生改革与发展的需要
8	放射事故管理规定	卫生部	卫生部令第16号	2001-08-26	加强放射事故的管理,及时有效处理放射事故,减轻事故造成的后果
9	国家职业卫生标准管理办法	卫生部	卫生部令第20号	2002-03-28	加强国家职业卫生标准的管理
10	放射工作人员职业健康管理办法	卫生部	卫生部令第55号	2007-06-03	保障放射工作人员的职业健康与安全
11	职业病诊断与鉴定管理办法	卫生部	卫生部令第91号	2013-02-19	规范职业病诊断鉴定工作,加强职业病诊断与鉴定管理
12	工伤职工劳动能力鉴定管理办法	人力资源和社会保障部、国家卫生和计划生育委员会	人社部、卫计委令第21号	2014-02-20	加强劳动能力鉴定管理,规范劳动能力鉴定程序
13	工伤认定办法	人力资源和社会保障部	人社部令第8号	2010-12-31	规范工伤认定程序,依法进行工伤认定,维护当事人的合法权益

五、职业卫生国家标准

1. 《工业企业设计卫生标准》(GBZ 1—2010)

该标准是为了贯彻执行《职业病防治法》要求,体现"预防为主"的卫生工作方针,保证工业企业建设项目的设计符合卫生要求,控制生产过程产生的各类职业病危害因素，改善劳动条件以保障职工的身体健康，促进生产发展而制定的。其适用包括中华人民共和国领域内所有新建、扩建、改建建设项目和技术改造、技术引进项目（以下统称建设项目）的职业卫生设计及评价。标准具体规定了工业企业的选址与整体布局、防尘与防毒、防暑与防寒、防噪声与振动、防非电离辐射及电离辐射、辅助用室等方面的卫生要求，以保证工业企业的设计符合卫生要求。

2.《工作场所有害因素职业接触限值 第 1 部分：化学有害因素》（GBZ 2.1—2007）

该标准规定了 339 种化学有害因素接触限值，其中 286 种规定了时间加权平均容许浓度（PC – TWA），116 种规定了短时间接触容许浓度（PC – STEL），53 种规定了最高容许浓度（MAC）。该标准对 46 种粉尘制定了 PC – TWA，其中 14 种粉尘制定了呼吸性粉尘的 PC – TWA。标准还规定了工作场所白僵蚕孢子、枯草杆菌蛋白酶等生物因素容许浓度。

3.《工作场所有害因素职业接触限值 第 2 部分：物理因素》（GBZ 2.2—2007）

该标准规定了工作场所物理因素职业接触限值，适用于存在或产生物理因素的各类工作场所，还适用于工作场所卫生状况、劳动条件、劳动者接触物理因素的程度、生产装置泄漏、防护措施效果的监测、评价、管理、工业企业卫生设计及职业卫生监督检查等，不适用于非职业性接触。

该标准规定了工作场所 9 种物理因素职业接触限值，分别为超高频辐射职业接触限值、高频电磁场职业接触限值、工频电场职业接触限值、激光辐射职业接触限值、微波辐射职业接触限值、紫外线辐射职业接触限值、高温作业职业接触限值、噪声职业接触限值、手传振动职业接触限值。同时规定了煤矿井下采掘工作场所气象条件、体力劳动强度分级、体力工作时心率和能量消耗的生理限值。

该标准是用于监督、监测工作场所及工作人员物理因素职业病危害状况、生产装置泄漏情况，评价工作场所职业卫生状况的重要依据。目的在于保护劳动者免受物理性职业有害因素危害，预防职业病。

第二章
职业卫生基本知识

第一节　职业卫生概念

人类自开始生产活动以来，就出现了因接触生产环境和劳动过程中有害因素而发生的疾病。追溯国内外历史，最早发现的职业病都与采石开矿和冶炼生产有关。随着工业的兴起和发展，生产环境中使人类产生疾病的有害因素的种类和数量也在不断增加。因此，职业性病伤的发生常与社会经济生产的发展密切相关，随生产方式和生产技术的发展而发展，与社会、经济、科技的进步密切相关。

职业卫生的概念是一个发展的概念，在不同时期不同国家随着人们对其含义的理解和职业卫生任务的重点不同而不同。

一、传统的职业病概念

早先的职业卫生定义：研究劳动条件对劳动者健康的影响，提出改善劳动条件、保护劳动者健康、预防职业病措施的一门科学。

从该定义可以看出职业卫生最早只是保护劳动者本身的健康（生理健康），防止的疾病仅是职业病，手段也单一（改善劳动条件）。

后来随着经济条件的进步，职业卫生的工作目标扩大到"防治职业有关的疾患（包括职业病、职业有关疾病）"。职业卫生的定义又改为"研究劳动条件对劳动者健康的影响，提出改善劳动条件、保护劳动者健康、预防职业有关疾患的措施的一门科学"。

二、现代职业卫生概念

现代职业卫生的定义：以职工的健康在职业活动过程中免受有害因素侵害

为目的的工作领域及在法律、技术、设备、组织制度和教育等方面所采取的相应措施。其目的在于保护和促进工人健康、保护环境、促进安全生产和保持社会发展。

现代职业卫生的含义：现代职业卫生的目标不仅仅是针对职业中毒、尘肺和放射病等这些已逐渐得到控制的职业病危害，而是更加关注工作条件对劳动者生理、心理的潜在影响，更加关注亚健康，更加关注环境物质对人类的遗传学效应和对可能诱发肿瘤的危险性，更加关注职业因素对其他急慢性疾病的影响以及与工作有关的疾病。

职业卫生的基本任务是识别、评价和控制工作场所不良的劳动条件，以保护和促进劳动者健康，促进经济发展。其目的在于：提高劳动者生理的、心理的与社会的良好状态；防止工作场所有害因素的产生；提供舒适、安全、健康的工作环境；及早发现与工作有关的疾病。"确保发展能够满足人们目前需要，同时并不降低满足未来几代人的需求的能力"（世界环境与发展委员会1987）。

第二节　职业病危害因素

职业卫生工作包含的内容很多，主要有：

（1）工作环境监测，以判定和评价工作环境及工作过程中影响工人健康的危害因素的种类、性质和浓（强）度。

（2）作业者健康监护，包括就业前健康检查、定期检查、更换工作前检查、脱离工作时检查、病伤休假后复工前检查和意外事故接触者检查等。

（3）高危和易感人群的随访观察。

（4）收集、发布、上报、传播有关职业病危害的判别和评价资料，包括工作环境监测、作业者健康监护和意外事故的数据。

（5）工作场所急救设备的配置和应急救援组织的建立。

（6）安全卫生措施，包括工程技术控制和安全卫生操作规程。

（7）估测和评价因职业病和工伤造成的人力与经济损失，为调配劳动力资源提供依据；编制职业卫生与安全所需经费预算，并向有关管理部门提供。

（8）健康教育和健康促进。

（9）与作业者健康有关的其他初级卫生保健服务，如预防接种、公共卫生教育等。

（10）职业卫生标准的制订和修订，职业健康质量保证体系、职业卫生管理体系及检验和服务机构的资质认证与管理。

职业卫生研究的内容很多，但与企业密切相关的、也是最主要的就是前期预防，即作业场所的职业病危害控制，包括职业病危害因素识别、职业病危害检测与评价和职业病危害控制。

一、职业病危害因素的识别

工作环境中的健康危害通常经调查进行识别，即判断作业场所是否存在职业病危害因素，这是职业卫生的首要和基本步骤。职业病危害因素包括：职业活动中存在的各种有害的化学、物理、生物因素，以及在作业过程中产生的其他职业性有害因素。

（一）职业病危害因素分类

在科学技术高度发达的当代社会，人们在生产活动中接触有毒有害化学品的机会越来越多。据最新报道，全球登记的化学品已超过两千万种，每年还在以两万种的速度增加。可见职业病危害因素识别是职业卫生工作永恒的主题。

1. 生产过程中产生的有害因素

化学因素：有毒物质，如铅、汞、苯、砷、锰、镉、铊、氯、一氧化碳、有机磷农药等；生产性粉尘，无机性粉尘如矽尘、石棉尘、煤尘等，有机性粉尘如棉花、亚麻、烟草、茶叶等，以及混合性粉尘、放射性粉尘。

物理因素：不良气象条件，如高温、高湿、低温、高气压、低气压等；噪声、振动；高频电磁场、微波、红外线、紫外线、激光、X射线、γ射线等。

生物因素：如附着在皮毛上的炭疽杆菌、蔗渣上的霉菌，以及布氏杆菌、森林脑炎病毒等。

2. 劳动过程中的有害因素

劳动组织和劳动制度不合理，如劳动时间过长，休息制度不合理、不健全等。

劳动中的精神（心理）过度紧张，劳动强度过大或劳动安排不当，如安排的作业与劳动者生理状况不相适应，生产定额过高、超负荷加班加点等。

个别器官或系统过度紧张，如长时间疲劳用眼引起的视力疲劳等，长时间处于某种不良体位或使用不合理的工具等。

3. 生产环境中的有害因素

生产场所设计不符合卫生标准或要求：如厂房低矮、狭窄，布局不合理，有毒和无毒的工段安排在一起等；缺乏必要的卫生技术设施，如没有通风换气、照明、防尘防毒、防噪声振动设备，或效果不好；职业病危害防护设施和个体防护用品不全。在实际的生产场所中职业病危害因素往往不是单一存在，而是多种因素同时对劳动者的健康产生作用，此时危害更大。

2015 年颁布的《职业病危害因素分类目录》（国卫疾控发〔2015〕92 号）共包括了 459 种职业病危害因素，其中粉尘类 52 种，化学因素 375 种，物理因素 15 种，生物因素 6 种，放射性因素 8 种，其他类 3 种。

（二）职业病危害因素的识别方法

在职业卫生工作中，通过工程分析、类比调查、工作场所监测、职业流行病学调查以及实验室研究等方法，把建设项目或工作场所中职业病危害因素甄别出来的过程叫作职业病危害因素识别。其目的在于辨识职业病危害因素的种类、来源、存在形式、存在浓度（强度）、危害程度等，为职业病危害监测与评价、劳动者健康监护以及研究应采取的职业卫生防护控制措施等提供重要依据。

同时，职业病危害因素的识别能力也是考核职业卫生工作者综合技术素质的重要指标，是职业卫生工作者必须具备的基本功。

职业病危害因素的基本识别方法有：

（1）作业场所特征分析：根据劳动者人数、设备布局、生产工艺、防护设施、原材料成分等。

（2）接触方式分析：呼吸道、皮肤、消化道。

（3）危害定性：流行病学、毒理、环境检测等。

（4）健康危害分析：健康监护。

职业病危害因素识别的常用方法有：

（1）经验法，根据以往的工作经验和原有的资料积累。

（2）类比法，参考同类工艺、同类企业等条件相同的企业。

（3）工艺过程等综合分析，鉴别有害物质和有害物质的来源需要广博的知识，需要对工作过程、操作工序、原材料、使用或生产的化学物质、最终成品或副产物等进行认真研究。

（4）参考国际信息，来源包括国际化学物质安全规划署（IPCS）、国际癌症研究机构（LARC）、联合国际环境署的国际潜在有毒化学物质登记手册（UNEP – IRPTC）。

二、职业病危害因素检测

劳动场所职业病危害因素是通过现场职业卫生调查及必要的实验检测确定的。主要通过了解生产过程、生产设备、生产工艺以及主要有毒有害原材料、产品、中间产品、废弃物的理化性质等加以确定，同时可以采用实验检测的方法加以确定。识别的职业病危害因素的危害程度如何，就要通过实验室分析和现场检测的方法来确定。

1. 职业病危害因素检测的概念

职业病危害因素检测是职业病防治工作中的一项重要内容。主要是利用采样设备和检测仪器，依照《职业病防治法》和国家职业卫生标准的要求，对生产过程中产生的职业病危害因素进行识别、检测与鉴定，掌握工作场所中职业病危害因素的性质、浓度或强度及时空分布情况，评价工作场所作业环境和劳动条件是否符合职业卫生标准的要求，为制定卫生防护对策和措施、改善不良劳动条件、预防及控制职业病、保障劳动者健康提供基础数据和科学依据。

2. 职业病危害因素检测分类

1）按检测目的分类

（1）评价检测：适用于建设项目职业病危害因素预评价、建设项目职业病危害因素控制效果评价和职业病危害因素现状评价等。连续采样 3 个工作日，其中应包括空气中有害物质浓度最高的工作日。

（2）日常检测：适用于对工作场所空气中有害物质浓度进行日常的定期检测。应选定有代表性的采样点，在空气中有害物质浓度最高的工作日采样 1 个工作班。

（3）监督检测：适用于职业卫生监管部门对用人单位进行监督时，对工作场所空气中有害物质浓度进行的检测。

（4）事故性检测：适用于对工作场所发生职业病危害事故时，进行的紧急采样检测。检测至空气中有害物质浓度低于短时间接触容许浓度或最高容许浓度为止。

2）按检测方法和仪器类型分类

（1）现场检测：指利用便携直读式仪器设备在工作场所进行实时检测、快速给出检测结果，适用于对工作场所的职业卫生状况作出迅速判断。例如，事故检测、高毒物质工作场所的日常监测等。常用方法有检气管（气体检测管）法、便携式气体分析仪测定法、物理因素的现场测量等。

① 检气管法：将浸渍过化学试剂的固体吸附剂制成指示剂，装在玻璃管内，当空气通过时，有害物质与化学试剂反应而引起固体吸附剂变色，根据颜色深浅或变色柱的长度，与事先制备好的标准色板或浓度标尺比较后，即时作出定性或定量的检测。利用检气管可对 100 多种有机物和无机物进行检测，如苯、甲苯、丙酮、氯乙烯、CO、CO_2、SO_2、H_2S、HCl、O_3、NO_2、NH_3、HCN、Cl_2 等。

② 便携式气体分析仪测定法：指采用以红外线、半导体、电化学、色谱分析、激光等检测原理制成的便携式直读仪器在工作现场进行的快速检测。

③ 物理因素的现场测量：物理因素的测量均采用便携式仪器设备现场即时直读的方式进行。工作场所物理因素的现场测量项目主要包括噪声、高温、照度、振动、射频辐射、紫外线、激光等。

（2）实验室检测：指在现场采样后，将样品送回实验室，利用实验室分析仪器进行测定分析的方法，是目前工作场所空气中化学物质检测最常用的检测方法。

实验室检测的常用方法有：①称量法，主要用于粉尘的测定；②光谱法，广泛用于金属及其化合物、非金属无机化合物以及部分有机物的测定，如紫外可见分光光度法、原子吸收光谱法等；③色谱法，主要用于有机化合物和非金属无机离子的测定，如气相色谱法、液相色谱法、离子色谱法等。

用于实验室检测的分析仪器主要有：分析天平、相差显微镜、紫外可见分光光度计、原子吸收光谱仪（火焰和石墨炉）、原子荧光光谱仪、等离子发射光谱仪、红外光谱仪、气相色谱仪、气相色谱质谱联用仪、离子色谱仪、液相色谱仪等。

3）按检测方法和样品类型分类

按检测方法和样品类型不同分为工作场所物理因素测量、有害物质的空气检测以及生物检测等。

物理因素测量即工作场所中存在的噪声、高温、振动、工频、高频等的检测；有害物质的空气检测主要指作业场所空气中采集的粉尘及化学毒物的检测；生物检测是指对人体的血、尿、毛发等生物样品的检测。

目前我国工作场所的职业卫生检测主要以有害物质的空气检测和物理因素测量为主。

三、职业病危害的评价

1. 职业病危害评价方法

根据职业病危害因素现场检测结果，结合职业病防护设施、个体防护、职业健康监护结果等，与国家标准比较，进行综合评价，评价作业场所是否符合国家相关法律法规的要求。职业病危害因素评价包括接触评价和危害评价两方面内容。

（1）接触评价：包括接触量和频率以及时间的长短。运用的手段有监测、定期检测、抽检、实时检测、参照相关职业卫生标准。

（2）危害评价：主要通过健康监护的方法及时发现职业损害。

2. 职业病危害评价卫生标准

职业卫生学专家对作业场所进行初查，仔细检查实际操作和实际工作情况，根据监测结果，与职业卫生标准比较，确定潜在的职业病危害重点，划分危害等级，判断接触途径，估算接触时间和频率，对劳动者接触职业病危害程度及作业环境进行评价。

职业卫生标准中的几个概念含义如下：

（1）职业接触限值（Occupational Exposure Limit，OEL）：职业性有害因素的接触限量标准，指劳动者在职业活动中长期反复接触对机体不引起急性或慢性健康影响的容许浓度。化学因素的职业接触限值可分为最高容许浓度、时间加权平均容许浓度和短时间接触容许浓度三类。

（2）最高容许浓度（Maximum Allowable Concentration，MAC）：主要是针对具有明显刺激、窒息或中枢神经系统抑制作用，可导致严重急性损害的化学物质而制定的不应超过的最高容许接触限值，即任何情况都不容许超过的限值。最高容许浓度的检测应在了解生产工艺过程的基础上，根据不同工种和操作地点采集能够代表最高瞬间浓度的空气样品再进行检测。其采样方法为短时间大流量的采样测定技术。

众所周知，工作场所尘毒物质的浓度在不同地点和时间波动很大，可相差几倍、几十倍甚至更多。因此，这种短时间、大流量一次采样的代表性是靠不住的，不足以评价工人实际的接触情况。

（3）时间加权平均容许浓度（Permissible Concentration – Time Weighted Average，PC – TWA）：指以时间为权数规定的 8 h 工作日的平均容许接触水平。

在技术上多采用长时间、低流量的个体采样器在工作班内连续采样，它反映了工人的实际接触水平。

PC – TWA 既然是工作班内的时间加权平均浓度，应该允许环境中有害物质浓度上下波动，只要总值不超过 TWA。因此，还规定了所谓短时间接触限值（Short – Time Exposure Limit，STEL）。

（4）短时间接触容许浓度（Permissible Concentration – Short Term Exposure Limit，PC – STEL）：指一个工作日内，任何一次接触不得超过的 15 min 时间加权平均的容许接触水平。即有害物质在不超出 PC – TWA 的前提下，允许其短时间环境浓度向上移动的限值（PC – STEL）。显然，PC – STEL 不是独立的限值单位，而是 PC – TWA 的补充。

（5）超限倍数：对未制定 PC – STEL 的化学物质和粉尘，采用超限倍数控制其短时间接触水平的过高波动。超限倍数是用来控制粉尘和未设定 PC – STEL 的化学物质过高地超过 PC – TWA 的波动幅度。在符合 PC – TWA 的前提下，化学物质的超限倍数（视 PC – TWA 限值的大小）可以是 PC – TWA 的 1.5～3 倍；粉尘的超限倍数是 PC – TWA 的 2 倍。当短时间接触浓度超过 PC – TWA，达到 PC – STEL 水平时，一次持续接触时间不应超过 15 min，每个工作日接触次数不应超过 4 次，相继接触的间隔时间不应短于 60 min。时间加权平均容许浓度与超限倍数的关系见表 2 – 1。

表 2 – 1　时间加权平均容许浓度与超限倍数的关系

PC – TWA/(mg·m^{-3})	超限倍数	PC – TWA/(mg·m^{-3})	超限倍数
<1	3	~100	2.0
~10	2.5	>100	1.5

四、职业病危害的预防与控制

无论是对危害的识别，还是对它的评价，两者本身都不能防止职业病危害的发生及其对健康的影响。因此，职业卫生的最终目标是控制工作环境中的健康危害，促进预防措施的实施，让人群拥有健康、安全和满意的职业场所。职业病危害的控制措施包括如下三点。

1. 工程措施

工程措施通常是指改进机械控制装置，以及消除或减少有害物质的使用、生产或释放等技术措施。当无法消除污染源时，应采取下列措施来防止或减少有害物质扩散到作业环境中去：封装有害物质，尽快将有害物质撤离工作场所，切断有害物质的扩散途径，降低有害物质的浓度或强度。

其他工程措施有：合理设计厂房；稀释或通风换气；有效管理材料并合理储存；标签和警示标志也有助于工人工作在安全环境中。

2. 管理控制

管理控制涉及工人在完成本职工作过程中的一些变化。例如，改变在接触有害因素的场所工作的时间，或者改变工作方式，如改善工作姿势以减少接触。管理控制可提高干预措施的效果，同时也存在以下不足：

（1）虽然工人轮岗制可减少工作日内总的平均接触量，但它会对大批工人造成高浓度短时间的接触。正如我们已知的许多物质毒性和作用方式，短期高峰接触比长时间平均接触危害更大。

（2）工作方式的改变会给工人带来很大的强迫性，同时给监测工作带来了新问题，例如如何实施和检验新工作方式、效果如何等。

3. 个体防护

1）个体防护用品

在考虑使用个体防护用品之前，首先应当仔细考虑其他可能的控制措施，因为在常规的接触控制中个体防护是最令人不舒适的一种方式，尤其是对大气污染物的控制。

2）教育、培训、个人卫生

无论最终选择什么干预措施，都必须采用培训和告知等形式，以保证让工人了解预防措施及其选择目的、预期污染降低的效果及工人在其中的作用。没有工人的参与和理解，预防措施会失败或至少会使效果降低。培训工人增强危害意识，这种新的意识对职业卫生学家识别和减少以前未被认识的接触或新的接触是非常重要的。

第三节　职业性健康监护及档案

一、职业性健康监护

职业性健康监护是近 20 年在职业卫生领域新开展的一项工作，属于二级预防范畴，目的是通过早期检测、早期发现疾病及时采取预防措施。

职业健康监护的定义：以预防为目的，根据劳动者的职业接触史，通过定期或不定期的医学健康检查以及健康相关资料的收集，连续性地监测劳动者的健康状况，分析劳动者健康变化与所接触的职业病危害因素的关系，并及时将健康检查和资料分析结果报告给用人单位和劳动者本人，以便及时采取干预措施，保护劳动者健康。

职业人群健康监护分为上岗前健康检查、在岗期间定期健康检查、离岗时健康检查、离岗后的医学随访检查以及应急健康检查五类。

1. 上岗前健康检查

上岗前健康检查的主要目的是发现有无职业禁忌证，建立接触职业病危害因素人员的基础健康档案。上岗前健康检查原则上应该在基本确定录用后对劳动者进行健康检查，不应该把健康作为录用劳动者的先决条件。上岗前的健康检查一般应在开始从事有害作业前完成。下列人员应该进行上岗前健康检查：

（1）即将从事需要开展强制性健康监护的职业病危害因素作业的新录用人员、变更工作岗位或工作内容的人员；或因各种原因较长时期脱离工作又重新返回工作岗位的人员。

（2）即将从事有特殊健康要求作业的人员，如高处作业、电工作业、驾驶作业等。

（3）根据国家有关法律法规的要求，上岗前的健康检查一般应该是强制性的。

开展上岗前的健康检查必须注意，用人单位不得随意提高就业的健康标准而导致就业机会的不公平。同时，上岗前的健康检查可以根据不同情况采取不同的检查方法。

2. 在岗期间定期健康检查

长期从事规定的需要开展健康监护的职业病危害因素作业的劳动者，应进行在岗期间的定期健康检查。定期健康检查的目的主要是早期发现职业病病人、疑似职业病病人或劳动者的其他异常改变；及时发现有职业禁忌的劳动者；通过动态观察劳动者群体的健康变化，评价作业场所职业病危害因素的控制效果。定期健康检查的周期应根据不同职业病危害因素的性质、作业场所有害因素的浓度或强度、目标疾病的潜伏期等分别做出具体的规定，并根据作业场所危害因素的防护和治理情况随时进行必要的调整。在岗期间的定期健康检查在国家规定的技术规范中分为强制性和推荐性两种。强制性的定期检查是法律规定的企业必须履行的法律义务和责任。对在岗期间推荐性的定期健康检查项目，企业应该认真听取职业健康检查机构和职业卫生专业人员的意见，结合本企业作业场所的实际情况决定是否开展。本着以人为本和保护劳动力资源可持续发展的理念，应鼓励企业积极开展在岗期间推荐性定期健康检查项目。

3. 离岗时健康检查

开展离岗时的健康检查是我国法律法规的要求。劳动者在准备调离或脱离所从事的接触职业病危害的作业或岗位前，应进行离岗时健康检查。其主要目的是确定其在停止暴露时的健康状况，结合既往定期健康检查的资料，评价其从事的工作可能对其健康的影响。离岗时健康检查一般应在离岗前 30 日内进行，如在离岗前 3 个月内参加了定期健康检查，可视为离岗时健康检查，一般情况下不应再进行离岗时健康检查。

4. 离岗后的医学随访检查

（1）如在岗期间接触的职业病危害因素具有长期的慢性作用，且有较长的接触时间或有较高的累积接触量，在脱离接触后仍有可能发生职业病，需进行离岗后的医学随访检查。随访时间的长短和周期应根据劳动者累积暴露量以及该职业病危害因素的流行病学和所致职业病的临床特点确定。

（2）慢性职业病患者在脱离接触职业病危害因素后，疾病仍有可能继续变化，或逐步好转一直痊愈，或继续加重。为了观察疾病的转轨，进行积极有效的治疗或康复，保障劳动者合法的健康权益和社会保障权益，需进行随访健康监护。

5. 应急健康检查

当发生职业病危害意外事故时，对遭受或者可能遭受急性职业病危害的劳动者，应及时组织救治、进行健康检查和医学观察。依据检查结果和现场劳动卫生学调查，确定危害因素，评价劳动者健康危害程度，指导急救和治疗，控制职业病危害的继续蔓延和发展。应急健康检查必须在事故发生后立即开始，并做好一切应急准备工作。

6. 职业健康检查的周期

职业健康监护是连续性地收集健康相关资料的过程，其中主要是职业医学健康检查资料。影响医学健康检查周期的因素很多，主要的决定因素是职业病危害因素的种类、性质及其毒理学特征，作业场所有害因素的浓度或强度，以及其所致职业病的特点如疾病的潜伏期、病程的自然发展规律等，当然还有个体健康因素甚至遗传因素的影响。《职业健康监护技术规范》（GBZ 188—2014）规定了接触职业病危害因素劳动者的健康监护周期。

二、职业健康监护档案

用人单位应根据职业病防治的要求，建立职业健康监护档案。健康监护档案是健康监护全过程的客观记录资料，是系统观察劳动者健康状况的变化，评价个体和群体健康损害的依据。职业健康检查和职业病诊断是政策性很强的工作，因此健康监护档案应该是具有重要法律意义的资料，不仅要保证档案资料的完整性、连续性和科学性，还必须建立科学的管理制度。概括地说，职业健康监护档案应包括劳动者健康检查个人档案和职业健康监护相关资料。

1. 劳动者健康检查个人档案

个人健康检查档案主要是历次健康检查的体检表、实验室检查和特殊检查报告以及出具的个人体检报告。每个人的个人体检表应该包括个人基本信息、职业接触史、体检记录、体检结论、建议和处理意见。个人信息必须有唯一的辨别标志和检索标志。职业接触史必须有详细的记录，应该能够区分不同时间段作业场所职业病危害因素的检查结果和变化。

2. 职业健康监护相关资料

从我国健康监护的实际情况看，根据有关法律法规的要求，下列资料必须包括在职业健康监护档案中：

（1）职业健康检查委托书。

（2）职业健康检查总结及签发报告的文件。

（3）职业健康监护评价报告及签发报告的文件。

（4）职业病报告卡及送达的相关记录。

（5）用人单位对职业病患者和职业禁忌证者的处理和安置记录。

（6）用人单位落实健康监护评价报告意见、建议和干预措施的情况。

（7）用人单位在职业健康监护中提供的其他资料和职业健康检查机构记录整理的相关资料。

（8）其他资料。

3. 职业健康监护档案的管理

职业健康监护档案应由用人单位建立和管理，并按照国家档案法律法规的规定移交保管。劳动者有权查阅、复印其本人的职业健康监护档案。职业健康监护档案应有专人严格管理。

职业健康监护档案作为一份重要的法律文书，不仅要清晰地反映岗位员工职业健康状况，同时还是反映企业履行职责情况的试金石，因此企业一定要切实加强管理。这也是企业规避用人风险、化解法律纠纷的非常重要且有效的途径。

第四节　职业病的概念、分类、诊断及防治措施

当职业病危害因素作用于人体的强度与时间超过一定的限度时，人体不能代偿其所造成的功能性或器质性病理的改变，从而出现相应的临床症状，影响劳动能力。这类疾病在医学上通称为职业病——即泛指职业病危害因素所引起的特定疾病（与国家法定职业病有所区别）。

一般被认定为职业病应具备下列 3 个条件：该疾病应与工作场所的职业病危害因素密切相关；所接触的危害因素的剂量（浓度或强度）无论过去或现在，都可导致疾病的发生；必须区别职业性与非职业性病因所起的作用，而前者的可能性必须大于后者。

国内外职业病防治医学专家已取得如下共识：①病因明确，病因即职业病危害因素，在控制病因或作用条件后可以消除或减少发病；②所接触的病因大多是可以检测的，而且其浓度或强度需要达到一定的程度才能使劳动者致病，一般接触职业病危害因素的浓度或强度与病因有直接关系；③在接触同样有害因素的人群中，常有一定数量的发病率，很少只出现个别病人；④如能早期诊断，及早、妥善治疗与处理，预后相对较好，康复相对较易；⑤不少职业病目前世界上尚无特效根治方法，只能对症治疗减缓症状，所以发现并确诊越晚疗效越差；⑥职业病是可以预防的；⑦在同一生产环境从事同一工种的

人中，受遗传因素、个人生活习惯等因素影响，人体发生职业性损伤的概率和程度也有极大差别，即易感者或高危人群，具有这些因素者更容易引起职业性损害。

一、职业病的概念

根据《职业病防治法》，职业病是指企业、事业单位和个体经济组织（统称用人单位）的劳动者在职业活动中，因接触粉尘、放射性物质和其他有毒、有害物质等因素而引起的疾病。

这个概念是广义上的医学定义，即职业病是指由于工作环境中有害因素作用于人体后所引起的疾病。

由于病因是来自于职业环境中，是可以预防的因素，因此研究、评价和控制职业病危害因素，对职工的健康影响极其重要。

狭义的职业病概念：由于社会保障的需要，每个国家根据各自的具体情况，由国家和政府部门以法律法规形式规定了职业病范围，称为法定职业病，经确诊后，则享有政府规定的劳保待遇，即狭义的职业病。

法定职业病的条件：第一，在职业活动中接触职业病危害因素而引起；第二，列入国家规定的职业病范围；第三，用人单位和劳动者要形成劳动关系，个体劳动不纳入职业病管理的范围。

因此，有些人提出的从事视屏作业引起的视力下降，或者职业压力过大造成的心理紧张则不属于法定职业病的范畴。有的人虽然患有职业病目录中的疾病，如白血病、肺癌等，但不是在职业活动中引起的，也不属于法定职业病范畴。

二、职业病的分类

目前，我国的法定职业病有 10 类 132 种。随着经济发展和科技进步，各种新材料、新工艺、新技术不断出现，产生职业病危害因素的种类越来越多，导致职业病的范围越来越广，职业病的种类越来越多，出现了一些过去未曾见过或者很少发生的职业病。同时考虑我国的社会经济发展状况，对法定职业病的范围不断进行修订：1957 年规定 14 种法定职业病；1987 年修订为 9 类 99 种；2002 年修订为 10 类 115 种法定职业病；2013 年修订为 10 类 132 种法定职业病。

（1）职业性尘肺病及其他呼吸系统疾病：矽肺、煤工尘肺、炭黑尘肺、滑石尘肺、电焊工尘肺等13种，过敏性肺炎、棉尘病、哮喘、金属及其化合物粉尘肺沉着病（锡、铁、锑、钡及其化合物等）、刺激性化学物所致慢性阻塞性肺疾病、硬金属肺病6种。

（2）职业性放射性疾病：外照射急性放射疾病、内照射放射疾病等11种。

（3）职业性化学中毒：汞及其化合物中毒、锰及其化合物中毒、氨中毒、氯气中毒、氮氧化合物中毒、苯中毒、四氯化碳中毒等60种。

（4）物理因素所致职业病：中暑、减压病、高原病、航空病、手臂振动病等7种。

（5）职业性传染病：炭疽、森林脑炎、布鲁氏菌病等5种。

（6）职业性皮肤病：接触性皮炎、光接触性皮炎、溃疡、化学性皮肤灼伤等9种。

（7）职业性眼病：化学性眼部灼伤、电光性眼炎等3种。

（8）职业性耳鼻喉口腔疾病：噪声聋、铬鼻病、牙酸蚀病、爆震聋4种。

（9）职业性肿瘤：石棉所致肺癌、间皮瘤，苯所致白血病等11种。

（10）其他职业病：金属烟热、滑囊炎（限于井下工人）等3种。

三、职业病的诊断

（一）职业病的诊断

1. 职业病诊断机构

根据《职业病防治法》第四十四条、《职业病诊断与鉴定管理办法》第十九条的规定，劳动者可以选择用人单位所在地或本人居住地的职业病诊断机构进行诊断。此处的"居住地"是指劳动者的经常居住地。此处的"诊断机构"是指省级卫生行政部门批准的、具有职业病诊断条件并拥有一定数量的从事职业病诊断资格医师的医疗卫生机构。

根据《卫生部关于对异地职业病诊断有关问题的批复》，在尘肺病诊断中涉及晋级诊断的，原则上应当在原诊断机构进行诊断。对职业病诊断结论不服的，应当按照《职业病诊断与鉴定管理办法》申请鉴定，而不宜寻求其他机构再次诊断。

需要指出的是，如果劳动者没有依照有关规定确定诊断机构，所做的职业病诊断无效，卫生行政部门将依照《职业病防治法》的有关规定进行处理。

2. 职业病诊断人员

法律规定：《职业病防治法》第四十六条第三款，"承担职业病诊断的医疗卫生机构在进行职业病诊断时，应当组织三名以上取得职业病诊断资格的执业医师集体诊断。"

部门规章：《职业病诊断与鉴定管理办法》第十六条，从事职业病诊断的医师应当具备一定的条件，并取得省级卫生行政部门颁发的资格证书。

3. 职业病诊断的原则

职业病诊断的原则主要包含下列五个：

（1）疾病的证据。

（2）职业暴露的证据。

（3）符合时序性：符合暴露在前、得病在后的时序性原则。

（4）符合人类流行病学已知的证据。

（5）排除其他可能致病的因素。

4. 职业病诊断程序

（1）劳动者可以选择用人单位所在地或本人居住地的职业病诊断机构进行诊断。

（2）申请职业病诊断时应当提供以下材料：职业史、既往史；职业健康监护档案复印件；职业健康检查结果；工作场所历年职业病危害因素检测、评价资料；诊断机构要求提供的其他必需的有关材料。

用人单位和有关机构应当按照职业病诊断机构的要求如实提供必要的资料。

没有职业病危害接触史或者健康检查没有发现异常的，诊断机构可以不予受理。

（3）职业病诊断机构在进行职业病诊断时，应当组织三名以上取得职业病诊断资格的执业医师进行集体诊断。

（4）确诊为职业病的患者，用人单位应当按照职业病诊断证明书上注明的复查时间安排复查。

（5）职业病诊断的费用由用人单位承担。

（二）职业病的报告

1. 职业病报告责任主体

用人单位；接诊急性职业病的综合医疗卫生机构；承担职业病诊断的医疗

卫生机构。

2. 报告时限要求

三人以上急性职业中毒或发生死亡的急性职业病应立即电话报告；发生三人以下的急性职业病应在 12～24 h 内电话报告或以职业病报告卡的形式报告；非急性职业病如尘肺病、慢性职业中毒和其他慢性职业病以及尘肺病死亡患者应在十五日内报告，分别填报尘肺病报告卡和职业病报告卡。

3. 报告负责部门

地方各级卫生行政主管部门指定的劳动卫生职业病防治机构、疾病预防控制机构或卫生监督机构负责职业病报告工作，并指定专职人员或兼职人员负责。

（三）职业病患者的权益与保护

《职业病防治法》规定职业病病人依法享受国家规定的职业病待遇。用人单位应当按照国家有关规定，安排职业病病人进行治疗、康复和定期检查；用人单位对不适宜继续从事原工作的职业病病人，应当调离原岗位，并妥善安置；用人单位对从事接触职业病危害的作业的劳动者，应当给予适当岗位津贴。

职业病病人的诊疗、康复费用，伤残以及丧失劳动能力的职业病病人的社会保障，按照国家有关工伤保险的规定执行。劳动者被诊断患有职业病，但用人单位没有依法参加工伤保险的，其医疗和生活保障由该用人单位承担。

在工伤医保目录范围内，职业病免费进行治疗，生活不能自理或经伤残鉴定需护理的，由工伤基金支付。经过伤残能力鉴定后，按照国家相应待遇执行。

四、职业病防治主要措施

预防职业病危害，即职业卫生工作的首要职责和任务是：识别、评价和控制生产中的不良劳动条件，保护劳动者的健康。职业卫生工作应遵循以下三级预防原则：①一级预防，即从根本上使劳动者不接触职业病危害因素，如改变工艺，改进生产过程，确定容许接触量或接触水平，使生产过程达到安全标准，对人群中的易感者根据职业禁忌证避免有关人员进入职业禁忌岗位；②二级预防，在一级预防达不到要求，职业病危害因素已开始损伤劳动者的健康时，应及时发现，采取补救措施，主要工作为进行职业病危害及健康的早期检测与及时处理，防止其进一步发展；③三级预防，即对已患职业病者做出正确诊断，及时处理，包括及时脱离接触进行治疗，防止恶化和并发症，使其恢复健康。

1. 职业病危害预防与控制的基本原则

（1）当职业病危害预防与控制对策和经济效益发生矛盾时，应优先考虑预防与控制对策上的要求。

（2）职业病危害预防与控制对策应遵循消除、预防、减弱、隔离、连锁、警告的顺序。

（3）职业病危害预防与控制对策应具有针对性、可操作性和经济合理性。

（4）职业病危害预防与控制对策应符合国家职业卫生方面法律、法规、标准、规范的要求。

2. 职业病防治的主要措施

（1）工程防护措施。

（2）工作环境监护措施。

（3）健康监护措施。

（4）个体防护措施。

（5）健康教育、健康促进、管理培训措施。

第三章
职业卫生管理具体要求

《职业病防治法》和《工作场所职业卫生监督管理规定》等国家法律法规对企业职业卫生管理进行了总体要求，本章主要依据国家法律法规，结合化工生产工艺以及职业病危害的特点和分布状况，对职业病防治工作中各环节的具体要求进行阐述。

一、组织机构及职责

职业卫生管理首先要有组织上的保障。所谓组织保障，指的是企业内部职业卫生管理机构和职业卫生管理人员两方面的保障。

（一）组织机构和人员

《工作场所职业卫生监督管理规定》第八条规定，职业病危害严重的用人单位，应当设置或者指定职业卫生管理机构或者组织，配备专职职业卫生管理人员，负责本单位的职业病防治工作。

按照《建设项目职业病危害风险分类管理目录（2012 年版）》（安监总安健〔2012〕73 号）的规定，化工行业属于严重职业病危害的项目，因此化工企业必须设置或者指定职业卫生管理机构或者组织，配备专职职业卫生管理人员，负责职业卫生管理体系的建立和运行。

职业卫生管理机构或组织是指从事企业内部职业病防治管理工作的职能部门，由企业主要负责人和安监、人事、财务等有关部门负责人及员工代表组成，负责企业职业病防治工作规划的制定及实施。

职业卫生管理人员是指具备职业病防治专业知识、工作经历或取得执业医师资格的内部人员。企业应按照国家法律法规要求配备专职职业卫生管理人员，对本企业的职业病防治工作提供技术指导和管理。

（二）职责

1. 职业卫生管理组织或机构的职责

职业卫生管理组织或机构可下设具体监督实施部门，多数由安全管理部门承担，负责职业卫生管理具体措施的监督实施。职业卫生管理组织或机构主要职责如下：

（1）制定职业卫生工作方针。

（2）制定职业卫生管理工作计划，明确职业病防治目标及量化的指标，并组织实施。

（3）组织对员工进行职业病防治教育培训，以及对个人职业病防护用品使用情况进行监督。

（4）制定职业病危害因素识别、评价及控制人员的职责、义务和权利，并告知员工。

（5）制定有效的职业病防治方案，以识别、控制、减少和消除职业病危害及相关职业病。

（6）监督管理和评估本单位的职业病防治工作。

（7）负责工作场所职业病危害因素的监测和员工职业健康监护。

2. 专职职业卫生管理人员的职责

专职职业卫生管理人员的职责如下：

（1）参与制定年度职业卫生工作目标、方针和计划。

（2）制定职业卫生管理制度。

（3）对员工进行职业病防治知识和技能的教育培训。

（4）负责本企业职业卫生档案的建立。

（5）负责职业病危害项目的申报。

（6）负责统筹安排、督促相关部门做好职业卫生各项工作。

（7）负责企业年度各项职业卫生工作的监督检查。

（8）参与建设项目的职业病防护设施的设计审查、竣工验收。

（9）编制职业病危害事故应急救援预案。

3. 企业主要负责人职业病防治工作的职责

企业职业病防治工作必须由主要负责人负责，因为只有主要负责人才能有效调动和使用本单位所有资源，协调各部门之间的关系，各项职业病防治措施落实才能有保证，《职业病防治法》和《工作场所职业卫生监督管理规定》等法律法规中都有"用人单位的主要负责人对本单位的职业病防治工作全面负责"的要求，企业主要负责人职业病防治工作职责如下：

（1）建立健全职业病防治责任制。

（2）组织制定职业卫生管理制度和操作规程。

（3）设置职业病防治管理机构并配备专职职业卫生管理人员。

（4）保证职业病防治资金的有效实施，依法履行建设项目职业病防护设施与主体工程同时设计、同时施工、同时投入生产和使用的规定。

（5）督促检查职业病防治工作的开展情况，组织对职业病危害因素的控制、治理，积极消除职业病。

（6）组织开展职业卫生教育培训、职业健康监护工作。

（7）组织编制职业卫生应急救援预案，并积极进行演练。

（8）及时、如实报告职业病事故。

企业除应建立主要负责人职业病防治工作职责以外，还要根据企业机构设置、员工数量和职业病危害种类、水平以及分布情况，建立分管负责人、部门负责人以及岗位操作员工等各层级的职业病防治职责，形成从上至下有分解、从下至上有依托的职业病防治体系，保证职业病防治工作的各项措施得到充分落实。

二、职业卫生管理制度和操作规程

职业卫生管理制度是指依据国家、地方职业病防治的法律法规以及相关职业卫生标准，结合本企业职业病防治工作的实际开展情况，发布实施的仅在企业内部有效的职业病防治规范性文件。

企业应按照国家、地方职业病防治法律法规的要求，结合本单位职业病防治工作的实际需求，建立包括但不局限于以下职业卫生管理制度：

（1）职业病危害防治责任制度。

（2）职业病危害警示与告知制度。

（3）职业病危害项目申报制度。

（4）职业病防治宣传教育培训制度。

（5）职业病防护设施维护检修制度。

（6）职业病防护用品管理制度。

（7）职业病危害监测及评价管理制度。

（8）建设项目职业卫生"三同时"管理制度。

（9）职业健康监护及其档案管理制度。

（10）职业病危害事故处置与报告制度。

（11）职业病危害应急救援与管理制度。

（12）岗位职业卫生操作规程。

（13）法律、法规、规章规定的其他职业病防治制度。

企业每项职业卫生管理制度都应当包括目标、依据、范围、职责、机构、内容、考核方式等要素。一般由专职职业卫生管理人员起草，起草后的制度通过正式渠道征得各相关部门以及员工的意见和建议，以利于制度发布后的贯彻执行。制度发布前应由内部法律事务部门进行合规性审查，审查后经主要负责人签发。对于新发布实施的职业卫生管理制度应组织全体员工进行学习培训。

职业卫生操作规程是指为保障员工身体健康，有效预防、控制、减少各类职业病的发生而制定的，在职业病防治工作中必须遵循的程序或步骤。其编制要以作业场所（地点）的职业病危害辨识为基础，综合考虑职业病危害的种类、理化特性和分布，突出实用性和可操作性，真正实现遵守操作规程、规范员工作业行为、预防职业病的目的。操作规程应简明易懂、条款清楚、用词规范，还应保证员工易于理解掌握。

另外，发布实施后的职业卫生管理制度和岗位操作规程必须要在工作场所（地点）、员工食堂、候车点等醒目部位张贴，或以内部办公局域网等形式给予公布，以便员工充分了解并自觉遵守。

三、工作场所基本要求

工作场所指员工进行职业活动的所有地点（包括建设单位施工场所），也是各种职业病危害产生并存在的场所。企业作业场所应符合下列基本要求：

（1）职业病危害因素的强度或者浓度符合国家职业卫生标准。

（2）有与职业病危害防护相适应的设施。

（3）生产布局合理，符合有害与无害作业分开的原则。

（4）有配套的更衣间、洗浴间、孕妇休息间等卫生设施。

（5）设备、工具、用具等设施符合保护劳动者生理、心理健康的要求。

四、职业病防治投入

职业病防治专项资金是企业保证本单位职业病防治工作有效开展，实现预防、控制和减少各类职业病的重要基础。《职业病防治法》对职业病防治专项资金也有明确要求，其中第二十一条规定"用人单位应当保障职业病防治所需的资金投入，不得挤占、挪用，并对因资金投入不足导致的后果承担责任。"职业病防治经费在生产成本中列支。

职业病防治专项资金投入基本包括以下 7 个方面：

（1）职业病危害因素检测与现状评价。

（2）建设项目职业病危害预评价和控制效果评价。

（3）职业病防护设施、个人职业病防护用品、警示标识的配备与维护。

（4）接触职业病危害因素员工的职业健康监护。

（5）职业病病人的诊断、治疗、赔偿与康复及工伤保险等方面。

（6）接触职业病危害因素员工的职业卫生教育培训。

（7）职业病应急救援预案制定、演练以及应急救援设备、器材等有关预防职业病事故发生的费用。

五、职业卫生教育培训

由于化工企业化学毒物复杂、多样，加强对化工企业员工的职业健康教育培训，提高对作业过程中职业病危害因素的辨识、预防、控制和应急处置能力，是有效预防、控制和减少各类职业病的重要措施。

企业职业卫生教育培训对象主要包括主要负责人、职业卫生管理人员、在岗员工、新入厂员工和转岗员工。

企业应根据本单位实际情况合理制定职业卫生培训计划，按照计划开展培训，职业卫生培训记录及存档工作要有专人负责保管，存档内容包括培训通知、教材、试卷、考核成绩、影像资料等。

企业主要负责人及职业卫生管理人员负责本企业的职业卫生培训工作。

1. 主要负责人培训内容

企业主要负责人应接受职业卫生教育培训，以具备相应的职业卫生知识和管理能力，才能对本单位的职业病防治工作全面统筹、安排。企业主要负责人职业卫生培训内容主要包括：

（1）国家职业病防治方针、政策。

（2）国家和地方职业卫生相关法律、法规、规章及国家职业卫生标准。

（3）职业病危害的预防和控制基本知识。

（4）职业病危害基本防护知识。

（5）职业卫生管理相关知识。

（6）职业病事故报告、处理相关规定及应急救援知识。

2. 职业卫生管理人员培训内容

企业职业卫生管理人员是本企业职业卫生工作的主要执行者，要监督本单位职业卫生法律法规执行情况，对工作场所（地点）中存在的职业病危害因素控制提供技术指导。因此，对职业卫生管理人员的素质要求也就要高，职业卫生管理人员要接受职业卫生教育培训，具备相应的职业病防治理论知识和操作技能，才能对本单位的职业卫生管理工作提供技术支持。职业卫生管理人员培训内容主要包括：

（1）国家职业病防治方针、政策。

（2）国家和地方职业卫生相关法律、法规、规章及国家职业卫生标准。

（3）职业病危害的预防和控制基本知识。

（4）职业病危害基本防护知识。

（5）职业卫生管理相关知识及国内外化工企业先进的职业卫生管理经验。

（6）职业病事故统计、报告及调查处理方法。

（7）职业病应急救援预案的编制和应急救援知识。

3. 员工职业卫生培训内容

定期对员工进行职业卫生教育培训，提高员工的职业病危害辨识能力、防护意识和实际操作技能，自觉遵守职业卫生管理制度和操作规程，抵制违反职业病防治法律法规的行为，是企业实现职业病防控目标的有力保障，同时也是员工职业健康知情权的体现。在岗期间员工职业卫生培训内容主要包括：

（1）国家职业病防治方针、政策。

（2）国家和地方职业卫生相关法律、法规、规章及国家职业卫生标准。

（3）企业制定的职业卫生管理制度和岗位操作规程。

（4）工作场所（地点）主要职业病危害因素的辨识。

（5）个人职业病防护用品的使用和维护。

（6）职业病危害事故应急救援知识。

（7）国内外化工企业典型职业病事故案例。

（8）所享有的职业卫生权利和义务。

4. 新入厂员工职业卫生培训内容

新员工在入职前应进行上岗前职业卫生教育培训，使其了解职业病危害因素的种类、分布、防护措施、导致的危害以及个人职业病防护用品的使用和维护等方面的知识，未经培训或培训不合格者，一律不准上岗。新入厂员工职业卫生培训内容主要包括：

（1）国家职业病防治方针、政策。

（2）国家和地方职业卫生相关法律、法规、规章及国家职业卫生标准。

（3）企业制定的职业卫生管理制度和岗位操作规程。

（4）作业岗位工艺流程及岗位存在的主要职业病危害因素。

（5）岗位职业病防护设施和个人职业病防护用品的使用与维护。

（6）职业病危害事故应急救援知识。

（7）所享有的职业卫生权利和义务。

5. 转岗人员职业卫生培训内容

随着工作岗位或工作内容的变更，员工所接触的职业病危害因素也在发生着变化。因此，应当对转岗人员重新进行上岗前的职业卫生培训，充分了解和掌握新作业岗位职业病危害因素的种类、分布以及个体防护等知识和技能。转岗员工未经上岗前职业卫生知识培训的一律不得安排上岗。转岗人员职业卫生培训内容主要包括：

（1）企业制定的职业卫生管理制度和岗位操作规程。

（2）新作业岗位的生产工艺流程和岗位存在的职业病危害因素。

（3）新作业岗位职业病防护设施和个人职业病防护用品的使用与维护。

（4）职业病危害事故应急救援知识。

六、职业病危害项目申报

在工作场所开展职业病危害申报工作，目的是全面掌握和了解本单位职业病危害因素的现状，既便于有针对性地进行职业病危害控制，又为安全监管部门实施分级监督管理提供依据。

企业应当按照《职业病危害因素分类目录》（国卫疾控发〔2015〕92号），及时、如实向安全生产监督管理部门申报粉尘、噪声、振动、高温以及化学物质类职业病危害项目，并接受安全生产监督管理部门的监督管理。

申报实行属地管理，中央、省属化工企业的职业病危害项目，向其所在地设区的市级人民政府安全生产监督管理部门申报；除此以外的化工企业的职业病危害项目，向其所在地县级人民政府安全生产监督管理部门申报。

第三章 职业卫生管理具体要求

1. 申报内容

申报职业病危害项目时,应当提交职业病危害项目申报表和下列文件、资料：

（1）企业的基本情况。

（2）工作场所职业病危害的种类、分布情况及接触人数。

（3）职业病防护设施设置情况。

（4）法律、法规和规章规定的其他文件、资料。

2. 申报时间

企业在生产经营活动中如出现下列情形之一，应当向原申报机关申报变更职业病危害项目内容：

（1）进行新建、改建、扩建、技术改造或者技术引进建设项目的，自建设项目竣工验收之日起30日内进行申报。

（2）因技术、工艺、设备或者材料等发生变化导致原申报的职业病危害因素及其相关内容发生重大变化的，自发生变化之日起15日内进行申报。

（3）工作场所、名称、法定代表人或者主要负责人发生变化的，自发生变化之日起15日内进行申报。

（4）经过职业病危害因素检测、评价，发现原申报内容发生变化的，自收到有关检测、评价结果之日起15日内进行申报。

3. 申报方法和步骤

职业病危害项目申报同时采取电子数据和纸质文本两种方式。首先通过"职业病危害项目申报系统"进行电子数据申报，同时将职业病危害项目申报表加盖公章并由本企业主要负责人签字后，连同有关资料一并上报安全生产监督管理部门。

为规范企业职业病危害项目申报工作，国家安全生产监督管理总局组织研发了作业场所职业病危害因素申报与备案管理系统。企业可以通过该系统进行职业病危害项目申报，步骤为：登录系统进行注册→在线填写和提交职业病危害项目申报表→安全监管部门审查备案→打印审查备案的职业病危害项目申报表并签字盖章，按要求报送安全生产监督管理部门。

七、建设项目职业卫生"三同时"管理

建设项目职业卫生"三同时"是对可能产生职业病危害的新建、改建、扩建和技术改造、技术引进建设项目（以下统称建设项目）职业病防护设施

建设实施监督管理。其目的是保证建设项目投产运行后，工作场所存在的职业病危害浓度或强度符合国家职业卫生法律法规及职业卫生标准的要求。

国家安全生产监督管理总局根据建设项目可能产生职业病危害的风险程度，分为一般、较重和严重三类。化工企业建设项目按照《建设项目职业病危害风险分类管理目录》（安监总安健〔2012〕73 号）的规定，属于严重职业病危害项目。因此，对于新建、改建、扩建项目，建设单位应进行职业病危害预评价、职业病防护设施设计和职业病危害控制效果评价，并且职业病防护设施与主体工程同时设计、同时施工、同时投入生产和使用。建设单位应组织专家对职业病危害预评价报告、职业病防护设施设计、职业病危害控制效果评价报告进行评审，组织专家对职业病防护设施进行验收，并对真实性、合法性负责。

1. 职业病危害预评价

职业病危害预评价是对可能产生职业病危害的建设项目，在可行性论证阶段，对建设项目可能产生的职业病危害因素、危害程度、对劳动者健康影响、防护措施等进行预测性卫生学分析与评价，确定建设项目在职业病防治方面的可行性，为职业病危害分类管理提供科学依据。

建设项目应当在建设项目可行性论证阶段进行职业病危害预评价，编制预评价报告；职业病危害预评价报告编制完成后，建设单位应当组织有关职业卫生技术人员对职业病危害预评价报告进行评审。

2. 职业病防护设施设计

职业病防护设施是指为消除或者降低工作场所的职业病危害因素的浓度或者强度，预防和减少职业病危害因素对劳动者健康的损害或者影响，保护劳动者健康的设备、设施、装置、构（建）筑物等的总称。

建设项目职业病防护设施必须与主体工程同时设计、同时施工、同时投入生产和使用，职业病防护设施所需费用应当纳入建设项目工程预算。建设项目职业卫生"三同时"工作可以与安全设施"三同时"工作一并进行。

建设项目应当委托相应单位或机构编制职业病防护设施设计专篇；职业病防护设施设计专篇编制完成后，建设单位应组织有关职业卫生技术人员，对职业病防护设施设计专篇进行评审，并根据职业卫生技术人员提出的建议会同设计单位对职业病防护设施设计专篇进行修改和完善。

3. 职业病危害控制效果评价与防护设施竣工验收

职业病危害控制效果评价是建设项目在竣工验收前，对工作场所职业病危害因素、职业病危害程度、职业病防护措施及效果、健康影响等做出综合评价。

建设项目职业病防护设施应当与建设项目主体工程同时进行，职业病防护设施建设期间，企业应当对其进行经常性的检查，对发现的问题及时进行整改。

建设项目完工后，其配套建设的职业病防护设施必须与主体工程同时投入试运行。在试运行 1~6 个月期间，企业应当对职业病防护设施运行情况和工作场所的职业病危害因素进行监测，并进行职业病危害控制效果评价。

建设项目职业病危害控制效果评价报告编制完成后，建设单位应当组织有关职业卫生技术人员对职业病危害控制效果评价报告进行评审，并对职业病危害防护设施进行验收。

八、劳动合同及外包施工告知管理

对企业作业环境、物料及设备设施产生的粉尘、毒物、噪声、高温等职业病危害因素，应将这些职业病危害因素种类、理化性质、危害后果、防护措施等内容在签订合同时向员工如实进行告知，以便员工充分了解工作场所（地点）中产生或者可能产生的职业病危害因素、危害后果和应当采取的防护措施，这也是员工应当享有的职业卫生保护权利。

在与员工订立劳动合同时，必须履行职业病危害告知义务，以保证员工职业病危害的知情权，并且应当在合同上以书面形式如实告知员工，不得隐瞒或者欺骗。劳动合同中需要明确的职业病危害告知内容包括：

（1）作业过程中可能接触的职业病危害因素种类、理化性质、危害程度及危害后果。

（2）针对岗位可以提供的职业病防护设施和个人职业病防护用品。

（3）工资待遇、岗位津贴和工伤保险待遇。

员工在已订立劳动合同期间因工作岗位或者工作内容变更，从事与所订立劳动合同中未告知的存在职业病危害的作业时，企业应当如实向员工说明情况，并重新向员工履行如实告知的义务，共同协商变更原劳动合同相关条款。在企业未履行告知义务的前提下，员工有权拒绝从事存在职业病危害的作业，企业不得因此解除与员工所订立的劳动合同。

企业发包具有职业病危害的施工项目时，应将工作场所存在的粉尘、噪声、高温等职业病危害强度或浓度、分布状况以及相关的防护要求以书面形式告知承包方，并要求承包方采取通风、除尘、消声、防暑、隔离等防护设施或配备个人职业病防护用品,以达到防护条件。若承包方达不到相应条件,则不能发包给其项目。企业必须将劳务派遣工的职业健康监护纳入本单位的职业健康监护管理中。

九、职业病危害警示标识和告知卡管理

　　工作场所（地点）是员工接触职业病危害最直接、最频繁的地点。企业工作场所（地点）中存在粉尘、毒物、噪声、高温、电离辐射以及有毒有害物质等职业病危害因素。因此,企业应当按照《工作场所职业病危害警示标识管理规范》的要求,参照《工作场所职业病危害警示标识》(GBZ 158—2003),结合企业存在职业病危害因素的实际情况设置职业病危害警示标识和职业病危害告知卡。

	有毒物品　　　　注意防护　　　保障健康		
	健　康　危　害	理　化　特　性	
一氧化碳（非高原） Carbon monoxide (not in high altitude area)	可经呼吸道进入人体,主要损害神经系统,表现为剧烈头痛、头晕、心悸、恶心、呕吐、无力、脉快、烦躁、步态不稳、抽搐、大小便失禁、休克,可致迟发性脑病	无色气体,微溶于水,溶于乙醇、苯。遇明火、高热会燃烧、爆炸	
当心中毒	应　急　处　理		
	抢救人员穿戴防护用具,加强通风;速将患者移至空气新鲜处,注意保暖、安静;及时给氧,必要时用合适的呼吸器进行人工呼吸;心脏骤停时,立即作心肺复苏术后送医院;立即与医疗急救单位联系抢救		
	防　护　措　施		
	工作场所空气中时间加权平均容许浓度(PC-TWA)不超过20 mg/m³,短时间接触容许浓度(PC-STEL)不超过30 mg/m³;LDLH浓度为1700 mg/m³,无警示性;密闭、局部排风、呼吸防护;禁止明火、火花、高热,使用防爆电器和照明设备;工作场所禁止饮食、吸烟		
急救电话:120		咨询电话:	

图 3-1　一氧化碳职业病危害告知卡

化工企业存在的化学毒物复杂、多样，根据《高毒物品目录》（卫法监发〔2003〕142号）的规定，存在《高毒物品目录》中的化学毒物的工作场所应当在醒目位置设置职业病危害告知卡，告知卡应当载明高毒物品的名称、理化特性、健康危害、防护措施及应急处理等告知内容与警示标识。一氧化碳和氨的职业病危害告知卡如图3-1和图3-2所示。

有毒物品 注意防护 保障健康		
	健 康 危 害	理 化 特 性
氨（氨气、液氨） Ammonia	可经呼吸道进入人体，主要损害呼吸系统，表现为流泪、流涕、咳嗽、胸闷，重者呼吸困难，咳粉红色泡沫样痰，液态氨可致呼吸道、皮肤、眼睛灼伤	无色气体，有强烈刺激性及腐蚀性。易溶于水，与空气混合后遇明火可发生爆炸，与氟、氯等会发生剧烈反应
当心中毒 （警示标识）	应 急 处 理	
	抢救人员穿戴防护用具；速将患者移至空气新鲜处，保持呼吸道通畅，去除被污染的衣着；注意保暖、安静；皮肤污染或溅入眼内用流动清水冲洗至少20 min；呼吸困难者给予吸氧，必要时用合适的呼吸器进行人工呼吸；立即与医疗急救单位联系抢救	
	防 护 措 施	
	工作场所空气中时间加权平均容许浓度（PC - TWA）不超过20 mg/m³；短时间接触容许浓度（PC - STEL）不超过30 mg/m³；IDLH浓度为360 mg/m³；避免直接接触液态氨；密闭、局部排风、呼吸防护；禁止明火、火花，使用防爆电器设备；钢瓶泄漏时将渗漏口朝上，防止液态气体逸出；工作场所禁止饮食、吸烟	
急救电话：120	咨询电话：	

图3-2 氨职业病危害告知卡

十、职业病防护设施和个人职业病防护用品管理

职业病防护设施是指以预防、消除或者降低工作场所的粉尘、毒物、噪声、高温等职业病危害对员工健康造成的损害或影响，以达到保护员工健康目的的设施或装置。

个人职业病防护用品指员工职业活动过程中为防御粉尘、毒物、噪声、高温等职业病危害的伤害而穿戴、配备、使用的各种物品。

1. 职业病防护设施管理

企业应根据化工生产工艺特点、生产条件和工作场所存在的职业病危害的种类、性质选择相应的职业病防护设施。企业应建立职业病防护设施维护检修制度，指定专人对职业病防护设施定期进行经常性的维护、检修，定期检测其性能和效果，确保其处于正常状态，不得擅自拆除或者停止使用。

企业应建立职业病防护设施台账，台账包括设备名称、型号、生产厂家名称、主要技术参数、安装部位、安装日期、使用目的、防护效果评价、使用和维修记录、使用人、保管责任人等内容。职业病防护设施台账应有专人负责保管，定期更新。

2. 个人职业病防护用品管理

企业工作场所中存在粉尘、噪声、高温等职业病危害因素，在职业病防护设施因故障、设计缺陷等原因没有将职业病危害消除或降低的情况下，为减轻职业病危害因素对人体健康的影响，员工必须正确佩戴或使用个人职业病防护用品。个人职业病防护用品能将人体与职业病危害进行隔离，是保护人体健康的最后一道防线。化工企业个人职业病防护用品包括防尘口罩、防毒面具、防护眼镜、防护耳罩（塞）、呼吸防护器和防辐射工作服等。

企业使用的个人职业病防护用品属于特种劳动防护用品，不得采购和使用无安全标志的个人职业病防护用品，购买的个人职业病防护用品在入库前必须经本单位安全管理部门验收，并应按照个人职业病防护用品的使用要求，在使用前对其防护功能进行必要的检查，确保能达到防护要求。

企业要督促并指导员工按照使用规则正确佩戴、使用和维护。不得发放钱物替代发放个人职业病防护用品。

建立个人职业病防护用品管理制度，对防护用品的入库验收、保管维护、发放、使用、更换、报废等提出明确要求。对达到报废标准的防护用品必须予以报废，保证个人职业病防护用品能正常使用。不得发放已经失效的个人职业病防护用品。

在发放个人职业病防护用品时应做相应的记录，包括发放时间、工种、个人职业病防护用品名称与数量、领用人签字等内容。发放记录禁止代领代签。要结合本单位工种、作业岗位、职业病危害的分布和浓度制定个人职业病防护用品的更换周期，以保证员工身体健康。

企业必须为参观、学习、检查、指导工作等外来人员配备临时个人职业病防护用品，并由专人进行管理。

十一、职业病危害因素的监测和评价

职业病危害因素监测是利用采样和检验设备，依据国家职业卫生相关采样、测定的要求，在作业现场采集样品后测定分析或直接测量，对照国家职业病危害因素接触限值有关标准的要求，对工作场所（地点）中存在的职业病危害因素的浓度或强度进行评价。

1. 监测目的

了解和掌握工作场所中粉尘、噪声、高温等职业病危害的性质、浓度、分布以及职业病防护设施的运行情况，及时发现职业病危害事故隐患。同时也对工作场所职业病危害因素进行分类管理以及对职业病危害治理、职业病诊断鉴定提供依据。

2. 监测和评价

企业应结合本单位职业病危害因素的种类和分布情况，建立职业病危害因素监测和评价制度，并在制度中明确日常监测点、监测项目、监测方法、监测频次和监测结果公布的方式等内容。企业应配备监测人员和监测设备进行日常职业病危害因素监测，如没有能力，可委托有资质的职业卫生技术服务机构代为监测。按照《使用有毒物品作业场所劳动保护条例》规定，使用高毒物品的作业场所，应当每个月进行一次职业中毒危害因素检测，每半年进行一次职业中毒危害控制效果评价。

化工企业应当委托具有相应资质的职业卫生技术服务机构，对本单位工作场所中的职业病危害因素每年检测一次，每三年至少进行一次职业病危害现状评价。检测、评价结果应当存入本单位职业卫生档案，并通过公告栏、书面通知或其他有效方式将工作场所职业病危害因素监测及评价结果向员工告知，同时也要向安全生产监督管理部门报告。

在日常职业病危害监测、定期检测及现状评价过程中，发现工作场所职业病危害因素不符合国家职业卫生标准要求时，应当立即采取相应治理措施，符合国家职业卫生标准要求后方可重新作业。经整改后仍然达不到国家职业卫生标准要求的，必须停止员工在此工作场所中所有的职业活动。

化工企业主要负责人与职业卫生管理人员

十二、职业健康监护

职业健康监护是以预防为目的，根据员工的职业接触史，通过定期或不定期的医学健康检查和健康相关资料的收集，连续性地监测员工的健康状况，分析健康变化与所接触的职业病危害因素的关系，并及时将健康检查和资料分析结果报告给企业和员工本人，以便及时采取干预措施，保护人体安全健康。

职业健康监护也是企业落实职业病防治责任，实现员工健康权益保障的重要工作内容。职业健康监护主要包括职业健康检查和职业健康监护档案管理等内容。

1. 职业健康检查

企业应当委托由省级以上人民政府卫生行政部门批准的医疗卫生机构承担对员工进行上岗前、在岗期间和离岗时的职业健康检查，职业健康检查费用由企业承担。

企业应根据在岗并且接触职业病危害的员工职业健康检查报告，对患有职业禁忌的员工，应以适当方式及时告知其本人，并调离或者暂时脱离原工作岗位；发现员工出现与从事的职业活动相关的健康损害时，应当调离原工作岗位，并妥善进行医学观察、诊断、治疗和疗养等一系列安置措施；对需要复查的员工，按照职业健康检查机构要求的时间安排复查和医学观察；对疑似职业病病人，按照职业健康检查机构的建议安排其进行医学观察或者职业病诊断。

2. 职业健康监护档案

职业健康监护档案是职业健康监护整个过程的客观记录资料，是评价个体和群体健康损害的依据。化工企业必须按照国家职业卫生法律法规的要求，为员工建立职业健康监护档案，并保证档案的真实性、有效性和连续性。

企业应指定专人负责职业健康监护档案的保存工作，严格遵守有关保密原则，保护员工的隐私权，并对借阅作出规定，规定职业健康监护档案的借阅和复印权限，不允许未授权人员借阅，并做好借阅登记和复印记录。

职业健康监护档案应当包括下列内容：

（1）姓名、性别、年龄、籍贯、婚姻、文化程度、嗜好等情况。

（2）职业史、既往病史和职业病危害接触史。

（3）相应工作场所职业病危害因素监测结果。

（4）历次职业健康检查结果、应急职业健康检查结果及处理情况。

（5）职业病诊疗资料。

（6）需要存入职业健康监护档案的其他有关资料。

员工离岗时有权索取本人职业健康监护档案复印件，企业应当如实、无偿提供，并在所提供的复印件上签章。

十三、职业病报告、诊断和鉴定及职业病病人安置

职业病诊断是由依法取得职业病诊断资质的医疗卫生机构依据《职业病防治法》等法律法规关于职业病诊断的要求，对员工在职业活动中因接触各种物理性、化学性职业病危害因素而引起的疾病所进行的诊断活动。员工可以在企业所在地、本人户籍所在地或者经常居住地依法承担职业病诊断的医疗卫生机构进行职业病诊断。

职业病鉴定是指员工对职业病诊断有异议的，可以向作出职业病诊断的医疗卫生机构所在地地方人民政府卫生行政部门申请鉴定，即对诊断结果的真伪进行鉴别审定。

1. 职业病报告

建立职业病报告制度，发现职业病病人或者疑似职业病病人时，企业应当及时向所在地卫生行政部门和安全生产监督管理部门报告，不得虚报、漏报、拒报、迟报。确诊为职业病的，还应当向所在地劳动保障行政部门报告。

2. 职业病诊断和鉴定

如果员工在职业活动过程中感到不适，又排除其他疾病的，经员工申请，企业应安排其进行职业病诊断。员工对职业病诊断结果有异议的，可以向作出诊断的医疗卫生机构所在地地方人民政府卫生行政部门申请鉴定。

在职业病诊断、鉴定过程中，企业必须如实提供员工的职业卫生和职业健康监护方面的资料。职业卫生资料包括工作场所职业病危害因素定期检测资料、职业卫生防护设备及个人职业病防护用品配置情况；职业健康监护资料包括职业接触史、上岗前健康检查结果以及在岗期间定期健康检查的结果，对于退休、离岗人员还需提供离岗后医学追踪观察资料。

对于职业健康检查机构、职业病诊断机构依据职业病诊断标准，认为需要

作进一步的检查、医学观察或诊断性治疗以明确诊断的疑似职业病病人，企业应安排进一步的职业病诊断。

企业必须积极配合职业病诊断、鉴定机构进入工作现场，调查了解工作场所职业病危害因素情况。

为了保证受到职业病危害的员工享有充分的职业健康权利，职业病诊断、鉴定费用由企业承担。在疑似职业病病人诊断或者医学观察期间，企业不得解除或者终止与其订立的劳动合同。

3. 职业病病人安置

对被确诊患有职业病的员工，企业应根据职业病诊断医疗机构的意见，安排其医治或康复疗养，经医治或康复疗养后被确认为不宜继续从事原有害作业或工作的，应将其调离原工作岗位，另行安排；同时按照《工伤保险条例》的规定申报工伤。另外，对留有残疾、影响劳动能力的员工，应进行劳动能力鉴定，并根据鉴定结果安排适合其本人职业技能的工作。

没有依法参加工伤保险的企业，被诊断患有职业病的员工的医疗和生活保障由企业承担。

企业应建立职业病病人管理的相关制度，专人负责妥善安置本单位职业病病人的相关工作。

企业在发生分立、合并、解散、破产等情形时，应当对从事接触职业病危害的作业的员工进行职业健康检查，如发现疑似职业病病人或确诊职业病病人时，应按照国家有关规定妥善安置。

十四、职业卫生档案

职业卫生档案是指在职业病危害因素控制和职业病预防工作中形成的，能够准确、完整反映企业职业卫生管理活动全过程的文字、图纸、照片、报表、音像资料、电子文档等文件材料。它是企业实施职业病防治工作，履行法律义务和责任的客观记录，同时为职业病诊断和鉴定、职业卫生监管部门执法、职业卫生技术服务等活动提供重要参考依据。

1. 目的

建立职业卫生档案的目的是客观记录和反映不同时期的职业病危害的变化和分布，为职业病防治工作提供基础数据；及时了解工作场所职业病危害的变化和控制效果；动态掌握员工的健康状况并及时发现和治疗职业病病人；解决

第三章　职业卫生管理具体要求

·53·

企业与员工因职业病引起的法律纠纷；不断积累经验，提高职业病防治工作水平。

2. 内容

企业应当按照《职业卫生档案管理规范》的要求，建立本单位的职业卫生档案，内容主要包括：

（1）建设项目职业卫生"三同时"档案。

（2）职业卫生管理档案。

（3）职业卫生宣传培训档案。

（4）职业病危害因素监测与检测评价档案。

（5）用人单位职业健康监护管理档案。

（6）劳动者个人职业健康监护档案。

（7）法律、行政法规、规章要求的其他资料文件。

企业应当制定职业卫生档案管理制度，指定专（兼）职人员负责档案管理，并应对职业卫生档案的借阅作出具体规定。

十五、职业病危害事故应急管理

职业病危害事故是指在特定条件下，不受控制的职业病危害因素在短时间内高强度（浓度）作用于职业人群，造成员工安全健康受到伤害的意外事件。化工企业存在多种急性、毒性物质，因此职业病危害事故应急救援管理非常重要。

1. 建立职业病危害事故应急管理机构

企业必须建立职业病危害事故应急管理机构，综合分析本单位存在的职业病危害因素的分布、特点，编制职业病危害事故应急救援预案，及时、高效地组织实施应急救援行动，防止职业病危害事故的发生，有效降低事故造成的损失。

职业病危害事故应急管理机构由主要负责人、分管负责人、各部门负责人及生产调度人员组成，负责统一领导本单位的职业病危害事故应急管理工作，研究应急管理重大问题和突发事件应对办法。领导机构主要负责人由企业主要负责人担任，并明确一位负责人具体分管领导机构的日常工作。

职业病危害事故应急管理机构的职责是：

（1）建立、健全职业病危害事故应急管理体系。

（2）组织编制职业病危害事故应急预案并进行演练。

（3）负责本单位职业病危害事故应急管理体系与所在地人民政府应急管理体系的衔接，积极组织参与社会突发事件的应急处置。

（4）负责组建本单位专（兼）职应急救援队伍和应急平台建设。

（5）负责本单位职业病危害事故的报告并积极配合处置和善后工作。

企业主要负责人是本单位职业病危害事故应急救援的第一责任人，对本单位职业病危害事故的应急管理工作全面负责。

企业应建立与本单位职业病危害因素分布特点相适应的专（兼）职职业卫生应急救援队伍或指定专（兼）职应急救援人员，并定期组织应急救援队伍和人员进行训练。

2. 应急救援预案编制和演练

应急预案是职业病危害事故应急管理体系的重要组成部分，是实施应急救援活动的理论依据。

企业应参照《生产经营单位生产安全事故应急预案编制导则》（GB/T 29639—2013），根据不同的岗位和场所，并结合职业病危害因素的种类、状况、危险性分析和可能发生的事故特点，编制职业病危害事故应急救援预案，并形成书面文件在企业予以公布。

企业还应按照《生产安全事故应急演练指南》（AQ/T 9007—2011）对职业病危害事故应急救援预案的演练作出相关规定，其中演练的内容、项目、时间、地点、目标、效果评价、组织实施以及负责人等要予以明确。

根据职业病危害事故预防重点，每年至少组织一次专项应急预案演练，每半年至少组织一次现场处置方案演练。应急预案演练结束后，应当对应急预案演练效果进行评估，撰写应急预案演练评估报告，分析存在的问题，并对应急预案提出修订意见。

3. 应急设备及物品要求

（1）建立应急救援设备管理制度，指定专人负责对应急救援设备进行经常性的维护、检修和保养，定期检测其性能和效果，确保其处于正常状态，不得擅自拆除或者停止使用。

（2）应急救援设备及物品的配备应综合考虑工作场所的防护条件、职业病危害因素的理化性质等因素。

（3）应急救援设备及物品的存放地点应保证在发生事故时，最短的时间

第三章　职业卫生管理具体要求

内能够获取，并在存放地点设置醒目的警示标识。员工必须经过培训，能熟练使用应急设备和急救物品。

（4）应在可能发生皮肤黏膜或眼睛烧灼伤及有腐蚀性、刺激性化学物质的工作场所配备洗眼器、冲洗设备。冲洗用水应安全并保证是流动水，设置冲洗设备的地方应有明显的标识，醒目易找。

（5）存在急性毒性物品的工作场所应配置应急撤离通道，应急撤离通道须保持通畅，并设置应急照明设施和明显的警示标识；撤离通道的宽度应能保证车辆、担架顺利通过。

4. 职业病危害事故报告和应急处置

发生职业病危害事故，应当及时向所在地安全生产监督管理部门和有关部门报告，并采取有效措施，减少或者消除职业病危害因素，防止事故扩大。

发生职业病危害事故后，事故现场有关人员应当立即向本单位主要负责人报告；单位主要负责人接到报告后，应当于1 h内向事故发生地县级以上人民政府安全生产监督管理部门和负有安全生产监督管理职责的有关部门报告。情况紧急时，事故现场有关人员可以直接向事故发生地县级以上人民政府安全生产监督管理部门和负有安全生产监督管理职责的有关部门报告。

职业病危害事故报告的主要内容包括：

（1）单位基本概况、事故发生的时间、地点、现场情况以及事故现场已经采取的措施。

（2）事故的简要经过以及事故已经造成或者可能造成的伤亡人数（包括下落不明的人数）和初步估计的直接经济损失。

企业主要负责人接到事故报告后，应当立即启动职业病危害事故应急预案，采取有效措施，组织抢救，防止事故扩大，减少人员伤亡和财产损失。事故发生部门和人员应当妥善保护事故现场以及相关证据，不得破坏事故现场、毁灭相关证据。因抢救人员、防止事故扩大，需要移动事故现场物件的，应当作出标志，绘制现场简图并作出书面记录，妥善保存现场重要痕迹、物证。

第四章
化工企业生产工艺流程中的职业病危害因素识别

化工行业在国民经济中占有相当重要的位置，是国家的基础产业和支柱产业，是类别和品种最多、应用范围最广的行业。化学工业门类繁多、工艺复杂、产品多样，在加工、贮存、使用和废弃物处理等各个环节都有可能产生大量有毒物质，从而对化工企业职工产生职业病危害。

化工企业的生产过程多种多样，使用的化学品种类相当丰富，不同企业所使用的化学品千差万别。以下以应用较多的硫酸制造、纯碱制造、烧碱制造、蓄电池制造、塑料制品、化肥制造、溶剂涂料制造、石油炼制生产过程为例，介绍化工企业的主要职业病危害因素。

一、硫酸制造业

1. 基本工艺

生产硫酸多采用接触法，其生产的基本过程包括焙烧、精制、转化、吸收四部分。原料以硫黄、硫铁矿为主。硫酸生产工艺流程如下：含硫矿石原料→焙烧→制备二氧化硫气体（称为炉气）→炉气净化（除杂质）→二氧化硫转化为三氧化硫→浓硫酸吸收三氧化硫→硫酸或发烟硫酸。

1）二氧化硫炉气的制备

制备二氧化硫的生产过程主要包括矿石原料的预处理、硫铁矿的焙烧和炉气除尘三个部分。

矿石原料的预处理首先是对矿石进行粉碎和筛分，然后将贫矿与富矿搭配，使混合矿中的含硫量达到工艺要求，最后对矿粉进行干燥，使其含水量降到 6% 以下。经预处理后的硫铁矿在约 900 ℃ 的高温下受热分解为硫化亚铁和硫。其中的分解产物硫燃烧后生成二氧化硫，而硫化亚铁则氧化为三氧化二铁和二氧化碳。

矿石原料中一般含有铜、铅、锌、钴、镉、砷、硒等的硫化物，焙烧后一部分成为氧化物留在矿渣中，另一部分则气化进入烟气中。

炉气除尘一般采取旋风除尘器和电除尘器。

2）炉气精制

焙烧炉出口炉气中除含有氮、氧、二氧化硫、三氧化硫外，还有三氧化二砷、二氧化硒、氟化氢以及一些金属氧化物蒸气和矿尘。而炉气精制的目的是去掉焙烧硫酸铁矿时所产生的二氧化硫炉气中的杂质。

炉气净化的方法首先是除尘，结合湿式净化法分离砷、硒、氟化合物，然后对炉气进行干燥处理。如利用三氧化二砷、二氧化硒的饱和蒸气含量随温度下降而显著降低的特点，用水或酸洗涤时因炉气冷却可使三氧化二砷、二氧化硒几乎全部凝结而被除去；氟化氢可用水或稀酸洗涤吸收并溶解。炉气干燥是利用浓硫酸的吸湿性来处理炉气。

3）二氧化硫的转化

二氧化硫炉气经过净化和干燥后，余下的主要是二氧化硫、氧和氮气。二氧化硫在催化剂钒的作用下发生氧化反应，生成三氧化硫。

4）三氧化硫的吸收

二氧化硫转化为三氧化硫之后，气体进入吸收系统由发烟硫酸或浓硫酸吸收，制成不同规格的硫酸制品。

2. 生产设备

主要生产设备包括：预处理工序的颚式压碎机、辊式压碎机、反击式压碎机、电动筛等；焙烧工序的沸腾炉、旋风除尘器和电除尘器；炉气精制过程的洗涤塔、填料塔、电除雾器等；二氧化硫转化工序的转化器、换热器、加热器和鼓风机等；三氧化硫吸收工序的吸收塔等。

3. 主要职业病危害因素

1）粉尘

矿石粉碎、配料、干燥、焙烧过程均会产生粉尘；炉气精制过程存在矿尘。

2）化学毒物

硫铁矿焙烧过程可产生二氧化硫、三氧化硫、一氧化碳、二氧化碳、氮氧化物等有害气体，同时产生大量含有氧化铁、三氧化二砷、氟化物、氧化硒、二氧化硅等的烟气。如果矿石含铅可产生氧化铅尘（烟），含氟则会产生氟化氢气体。

炉气精制过程存在二氧化硫、三氧化硫、氟化氢、硫酸雾、三氧化二砷、二氧化硒及一些金属氧化物（包括三氧化二铁、四氧化三铁、硫酸盐、铅等）蒸气。

二氧化硫转化或三氧化硫的吸收过程存在二氧化硫、三氧化硫或硫酸雾。

3）物理因素

矿石粉碎、焙烧、物料运输过程可产生噪声与振动；干燥、焙烧过程可产生高温与热辐射。

二、纯碱（碳酸钠）制造业

1. 基本工艺

目前，纯碱的生产方法主要有氨碱法和联碱法。

1）氨碱法制纯碱

氨碱法制纯碱的生产工艺流程如下：制取盐水→盐水精制→盐水氨化→氨盐碳酸化→分离碳酸氢钠→煅烧碳酸氢钠→纯碱→包装。

氨碱法的饱和盐水可以来自海水、池盐等。原盐经过化盐桶制备成饱和盐水，再添加石灰乳除去盐水中的镁，然后在除钙塔中吸收二氧化碳、氨除去其中的钙。精制的盐水送入吸氨塔吸收氨气后，氨盐水在碳化塔中碳化，生成碳酸氢钠晶浆，然后经离心机过滤使其与母液分离。经上述处理的碳酸氢钠尚含有许多杂质，如碳酸氢铵、氯化铵、氯化钠及水等，须将其送往煅烧工段加热焙烧得到纯碱。

2）联碱法制纯碱

联碱法的生产过程开始步骤与氨碱法相同。氨盐水在碳化塔中通入二氧化碳后生成碳酸氢钠结晶，由碳化塔底部取出，滤去母液后进行煅烧，此时产生的二氧化碳送回碳化塔使用。

2. 生产设备

主要生产设备包括化盐桶、除钙塔、吸氨塔、离心机、煅烧炉等。

3. 主要职业病危害

1）化学毒物

盐水精制和碳酸化过程中可能接触氨、二氧化碳；碳酸氢钠煅烧过程可产生大量二氧化碳、氨气、氮氧化物等多种有毒气体。

2）粉尘

纯碱在筛分、包装过程中可接触到纯碱粉尘。

3）物理因素

各种设备运行过程中可产生噪声;碳酸氢钠煅烧过程可产生高温与热辐射。

三、烧碱（氢氧化钠）制造业

1. 基本工艺

烧碱制造主要采取食盐水溶液电解法。由于生产烧碱的同时还得到了氯气和氢气，该法又称为氯碱工业。烧碱的生产工艺流程如下：食盐→粗盐水→盐水精制→精盐水饱和液→电解槽/离子膜→氢氧化钠、氢气和氯气→氢氧化钠蒸气/浓缩/离心→精烧碱。

工业上用食盐制得近饱和盐水。在进行电解之前采用加纯碱和烧碱的方法除去盐水中的钙离子和镁离子,添加氯化钡除去硫酸根离子。将精制过的食盐溶液注入电解槽,通入直流电电解,生成氢氧化钠、氢气和氯气。放出来的氯气需要经过冷却和干燥处理,如用硫酸干燥以脱除水分后回收。而电解液中的稀碱液则以隔膜法浓缩至30%或42%的商品烧碱,也可进一步熬制成固体烧碱。

2. 生产设备

主要生产设备包括盐水精制装置、电解槽、蒸发器、离心机、加热器等。

3. 主要职业病危害

精盐水制备过程可接触到烧碱、纯碱、盐酸;电解工段存在氯气和烧碱,在氯气收集、干燥、冷却、压缩和装瓶等过程中如发生泄漏可接触到高浓度氯气;稀烧碱在浓缩、固化过程中可接触到烧碱。此外,各种泵、风机等设备运行时可产生噪声。

四、蓄电池制造业

（一）镍氢和镍铬电池生产

1. 基本工艺

镍氢和镍铬电池的生产过程包括配料、制片、装配、检测和包装等。其主要生产工艺流程如下：配料→拉浆→烘干→刮粉→压片→裁片→卷绕→注液→封口→检测→包装。

其中配料过程包括正极和负极配料、拉浆和负极烘干等工序;制片过程包括正极隧道式烘干、对辊、刮片、裁片、分片、揉片、压片、清粉和贴胶布等工序;装配过程包括卷绕、注液和封口等工序。

生产过程使用的主要原辅料包括配料工序使用的球镍、稀土合金粉和氧化铬，制正极片和制负极片工序分别使用镍网和钢带，注液工序使用氢氧化钾和氢氧化钠，包装过程的手工焊工序使用焊锡料，点胶工序使用含二氯甲烷的胶水，移印工序使用含甲苯的稀释剂，密封圈浸泡工序使用含甲苯的浸泡液。

2. 生产设备

生产过程所使用的主要生产设备如下：

配料：搅拌机；

制片：正极拉浆机、负极拉浆机、对辊机、压片机、分片机、裁片机、清粉机、揉片机、点焊机；

装配：卷绕机、注液机、封口机；

检测：检测柜、化成柜；

包装：点焊机、超声波焊接机、高周波机、吸塑机、热塑机、移印机。

3. 主要职业病危害因素

1）化学毒物

在镍氢和镍镉电池生产过程中的各个环节均有可能接触镍和镉的化合物。其中配料工序存在镍或镉粉尘；制片过程的对辊、齐片粉刷、揉片、清粉、分片、压片、裁片、点焊和贴胶工序存在镍或镉及其他辅料粉尘；装配过程的注液工序存在氢氧化钾和氢氧化钠；包装过程的手工焊锡工序可产生铅烟，点胶工序存在二氯甲烷等有机溶剂，移印工序可接触到甲苯等有机溶剂。此外，密封圈浸泡工序存在甲苯。

2）物理因素

装配过程的冲槽和封口工序可产生噪声；包装过程的超声波焊接和吸塑工序存在噪声，高周波热压工序可接触到射频辐射。

（二）铅酸蓄电池生产

1. 基本工艺

铅酸蓄电池的生产过程包括半成品制造、成品制造、检测和包装等。其主要生产工艺流程如下：铅零件铸造→包板→极群烧焊接→极群装壳→电池短路测试→密封胶配制→封盖→高温固化→电池气密性检测→加酸→充放电→封盖片（超声波焊接）→电池气密性检测→电池内阻测试→电池 QCV 检测→内部可靠性检测→生产日期烙印→商标丝印→成品→包装→入库。

其中主要的生产工序内容包括：

化铅：将铅熔化成液体，浇铸到模型制成蓄电池铅片；

包板：用玻璃棉将铅片分隔；

烧焊：焊接铅片柱头；

装壳：将铅片装至电池壳内；

对焊：连线焊接；

端子焊接：接头焊接；

倒胶：端子密封；

加酸：加注稀硫酸；

丝印：产品标签印刷。

生产所用的主要原辅料包括极板、隔板、ABS 电槽、环氧胶、电解铅、稀硫酸、纯水、硫酸钠、泡沫板、卡板、氧气、乙炔、安全阀、铜端子等。

2. 生产设备

生产过程所使用的主要生产设备包括：

化铅生产线：熔铅炉；

蓄电池加酸生产线：自动控制加酸机；

充放电生产线：自动控制充放电机；

丝印生产线：丝印机。

3. 主要职业病危害因素

1）化学毒物

在铅酸蓄电池生产过程中的各个环节均有可能接触铅的化合物。其中铅零件铸造、烧焊、对焊、端子焊接等工序存在铅烟；包板、装壳、修剪等工序存在铅尘。在加酸、充放电工序可接触硫酸；配胶和倒胶工序存在甲苯、环己酮、环己烷等；丝印工序存在甲苯、丙酮等。

2）物理因素

超声波焊接工序存在高频噪声；烧焊时的氧气、乙炔烧焊枪可产生流体性噪声。

五、塑料制品业

塑料为高分子化合物，其主要产品分为两大类。一类是热固性塑料，即在"固化"以后不能再熔塑成型，如氨基、环氧、酚醛、聚酯、聚氨酯、硅酮等塑料；另一类是热塑性塑料，能反复熔塑再成型，如聚乙烯、聚丙烯、聚氯乙烯、聚苯乙烯、聚碳酸酯、聚乙烯醇、聚砜、氯化聚醚、尼龙、有机氟等塑料。

1. 基本工艺

化工原料→单体→聚合成聚合物→加工塑料→塑料成品。

在聚塑过程中，根据不同的产品而分别添加各种添加剂，如填料、增塑剂、稳定剂、固化剂、颜料等。

2. 生产设备

1）塑料生产设备

主要的生产设备有聚合釜、反应釜、列管冷凝器、储罐、造粒机、磨粉机、热熔胶机等。

2）塑料加工设备

根据不同的产品而配置的塑料加工设备包括自动送料机（桶）、电脑自动调色系统、注塑机、挤出机、色板成型机、切割机、振动筛、搅拌机、粉碎机、吹塑机、包装机及各种测试设备。

3. 主要职业病危害因素

聚塑完成的塑料一般无毒或低毒，而其单体、溶剂和各种添加剂则往往具有不同程度的毒性。在单体聚合的生产过程中，除接触单体和各种添加剂外，还会接触到聚合物生产中的原料、中间体和溶剂。在聚合物加工成塑料成品过程中，有可能发生热解生成比原料毒性更大的产物。各种塑料在生产或加工成塑料成品过程中，有可能接触如下有毒化学物质：

（1）聚氯乙烯生产过程可接触乙炔、氯化氢和氯化汞原料等，聚合过程可接触氯乙烯单体，以清釜工最为典型。

聚氯乙烯常含有有机锡稳定剂，其分子通式为 R_mSnX_{4-m}，其中 R 通常为甲基、丁基、辛基；m 通常为 1 或 2，即以单烷基或二烷基有机锡为主；X 为硫醇系、月桂酸系或马来酸酯系等，以甲基硫醇锡系应用最广。各种甲基有机锡稳定剂一般含二氯二甲基锡、三氯甲基锡和少量三甲基氯化锡，在聚氯乙烯熔塑再成型过程中可接触到其热解产物有机锡。

（2）聚苯乙烯生产过程可接触单体苯乙烯。

（3）聚碳酸酯生产过程中接触最多的是双酚 A（2，2－二酚基丙烷）。

（4）聚甲醛酯生产过程可接触三聚甲醛、二氧五环单体和催化剂三氟化硼，加热熔融聚合时可接触分解出的游离甲醛。

（5）氯化聚醚合成过程中，其中的氯化、环化、蒸馏、聚合及后处理等工序可接触到氯、氯化氢、醋酸、氯化聚醚单体的蒸气；也可接触到氯苯、二氯乙烷或某些分解产物，如醛类、氯化氢、二氧化硫等。氯化聚醚在高温下可分解出氯化氢、氯甲烷、醛类、一氧化碳等。

（6）聚苯醚生产过程可接触到苯、甲醇、苯酚等原料。

（7）聚砜生产过程可接触到其原料中的苯、苯酚、丙酮等。

（8）丙烯酸树脂生产过程可接触到甲基丙烯酸甲酯、丙烯腈、丙烯酰胺等单体；甲基丙烯酸甲酯（俗称有机玻璃）生产过程可接触到氢氰酸、丙酮氰醇、甲基丙烯酸甲酯、甲醇、丙酮等。

（9）聚氨酯生产过程可接触到多元羟基化合物（如双酚A）和二异氰酸酯。

（10）环氧树脂生产过程可接触到双酚A与环氧氯丙烷单体以及苛性碱等。

（11）酚醛树脂常用的品种为苯酚和甲醛缩聚，俗称"电木"。生产过程中可接触到酚类（苯酚、甲酚、二甲苯酚、间苯二酚等）和醛类（甲醛、丙烯醛、糠醛等）等单体。

（12）氨基树脂又称脲醛树脂，常用品种是由尿素和甲醛缩聚而成，生产过程中可接触到甲醛。

（13）聚酰亚胺生产过程可接触到苯四甲酸二酐和4，4－二氨基二苯醚单体以及溶剂二甲基甲酰胺、二甲基乙酰胺和二甲基亚砜等。

六、化肥制造业

（一）氮肥制造

氮肥产品主要有尿素、硝酸铵、硫酸铵、碳酸氢铵、氯化铵等，其中以尿素和硝酸铵最为常见。

1. 尿素

1）基本工艺

尿素是由氨和二氧化碳反应合成的。氨和二氧化碳通常来源于合成氨厂，因此尿素生产装置与合成氨装置大多数建在一起。氨和二氧化碳反应时首先生成中间产物氨基甲酸铵（简称甲铵），由甲铵脱水可得到尿素。其生产工艺流程如下：原料二氧化碳、液氨→合成反应得到尿素与未反应氨和二氧化碳→反应液/合成→分离→浓缩造粒→成品尿素。

其生产过程是将原料二氧化碳和液氨进行加压，在合成塔中进行尿素的合成，反应温度为 180~185 ℃，然后进入蒸发器脱水，得到熔融状态的尿素。熔融尿素送至造粒塔形成颗粒状的尿素。

为防止造粒过程结块，通常要往熔融尿素中加入甲醛。

2）生产设备

主要生产设备包括合成塔、汽提塔、蒸发器和造粒塔等。

3）主要职业病危害因素

尿素生产的整个过程都有可能接触到氨和二氧化碳；尿素合成、汽提、分解和回收过程中可能接触到甲铵、尿素；在尿素生产过程中添加甲醛，可接触到甲醛蒸气。尿素浓缩造粒、包装等可接触到尿素粉尘。生产过程的压缩机、各种动力设备、输送设备、破碎机、鼓风机等可产生噪声和振动。

2. 硝酸铵

1）基本工艺

硝酸铵（简称硝铵）是通过氨与硝酸进行中和反应而得到的。稀硝酸与氨在中和器中发生反应，生成硝酸铵。

2）生产设备

主要生产设备有中和器、蒸发器、真空结晶器和造粒塔等。

3）主要职业病危害因素

硝酸铵生产过程可接触到硝酸铵、硝酸和氨蒸气。造粒、冷却、包装过程中可产生硝酸铵粉尘。机械设备运行存在噪声。蒸发器存在高温与热辐射。

（二）磷肥制造

磷肥产品主要分为酸法磷肥和热法磷肥两大类。酸法磷肥一般指以硫酸、磷酸、硝酸或盐酸分解磷矿而制成的磷肥或复合肥料，如过磷酸钙、重过磷酸钙等。热法磷肥是指在高温下分解磷矿或其他含磷矿物而制成的磷肥，如钙镁磷肥、钢渣磷肥、脱氟磷肥等。以下对过磷酸钙和钙镁磷肥两种磷肥进行重点介绍。

1. 过磷酸钙

1）基本工艺

普通过磷酸钙(简称普钙)的主要化学成分是磷酸一钙 $[Ca(H_2PO_3)_2 \cdot H_2O]$ 和硫酸钙。其生产过程是用硫酸来分解磷矿粉，反应式如下：

$$Ca_5F(PO_4)_3 + 5H_2SO_4 \longrightarrow 5CaSO_4 + 3H_3PO_4 + HF\uparrow$$

磷矿中的杂质，如碳酸钙、碳酸镁、氧化铁、氧化铝等与硫酸反应生成 $CaSO_4$、$FeSO_4$、$Al(SO_4)_3$ 等，SiO_2 还与 HF 反应生成 SiF_4。所生成的产品一般需要在仓库堆放很长一段时间，生产上称为"熟化"，反应式如下：

$$Ca_5F(PO_4)_3 + 7H_3PO_4 + 5H_2O \longrightarrow 5Ca(H_2PO_3)_2 \cdot H_2O + HF\uparrow$$

生产工艺分为干法和湿法两种。干法是将磷矿粉与硫酸直接混合；湿法是将碎矿石加水磨制成矿浆，再与浓硫酸混合。其生产工艺流程如下：硫酸、磷矿石→混合器→化成室→熟化库→造粒机→干燥炉→振动筛→产品。

2）生产设备

主要生产设备有混合器、造粒机、干燥炉和振动筛等。

3）主要职业病危害因素

混合器和化成室可接触含 HF、CO_2、SiF_4 的废气；熟化库干燥过程中也有少量 HF 废气产生。在混合、化成、造粒、干燥等生产过程中会产生磷矿粉尘。生产过程可接触各种机械噪声。

2. 钙镁磷肥

1）基本工艺

钙镁磷肥的主要成分是 $Ca_3(PO_4)_2$、Ca_2SiO_4 和 Mg_2SiO_4，其基本生产过程是将天然磷矿石与助熔剂混配，经约 1000 ℃高温熔融，再经水淬冷粒化、干燥和粉磨。助熔剂包括蛇纹石（主要成分是硅酸镁）、白云石（主要成分是碳酸钙和碳酸镁）等，燃料主要有焦炭、无烟煤、煤粉等。其生产工艺流程如下：磷矿、助熔剂、焦炭→配料→高炉熔融→水淬→干燥→粉磨→产品。

2）生产设备

主要生产设备有混合器、高炉、干燥器、研磨器等。

3）主要职业病危害因素

高炉燃烧过程可产生氟化物（HF、SiF）、一氧化碳、二氧化碳、二氧化硫、氮氧化物、五氧化二磷。燃烧、干燥和磨细过程可产生粉尘。配料、粉磨过程可产生噪声；高炉燃烧、干燥可产生高温、热辐射等。

（三）钾肥制造

钾肥的主要品种有氯化钾、硫酸钾和碳酸钾等。以下对氯化钾做重点介绍。

1. 基本工艺

以钾石盐（氯化钾和氯化钠的混合物）生产氯化钾的方法有溶解结晶法、浮选法和重介质选矿法等。

1）溶解结晶法

溶解结晶法是根据氯化钠和氯化钾在水中的溶解度随温度变化而不同的原理将两者分离来制取氯化钾。生产过程由矿石破碎、热液溶浸（溶解氯化钾）、固液分离（除去盐渣：氯化钠和不溶物）、冷却结晶、离心分离获得产品氯化钾等主要步骤组成。

2）浮选法

浮选法是根据氯化钾和氯化钠晶体表面与水的润湿程度不同的特点，当加入某种脂肪胺（捕收集）时，能选择性地吸附在氯化钾晶体表面，增加其疏水性。这时氯化钾晶粒能附着于小气泡并随其上升到矿浆表面，经过滤、洗涤、干燥即得氯化钾产品。

浮选法所用的捕收剂主要是十八胺或 $C_{10} \sim C_{20}$ 混合胺；起泡剂主要是松节油或甲酚等；抑制剂主要是淀粉、多聚糖或羟基甲基纤维素等。

2. 生产设备

主要生产设备包括破碎机、离心机、溶解槽、浮选池等。

3. 主要职业病危害因素

钾盐在破碎、运输、干燥、包装过程可产生氯化钾粉尘。浮选过程可接触脂肪胺、松节油、甲酚等浮选剂。各种机械设备运行过程会产生噪声；干燥设备可产生高温与热辐射。

七、溶剂涂料制造业

1. 基本工艺

常见的溶剂涂料包括酚醛树脂漆、硝酸纤维素树脂漆、热固性丙烯酸树脂漆和聚氨酯漆（双组分）等。涂料一般包含成膜物质、颜料、溶剂和助剂4个组分。成膜物质是涂料的基础，主要为各种天然或人工合成的油脂和树脂，以合成树脂多见。颜料主要起漆膜构色、防老化等作用。颜料分为无机颜料和有机颜料，无机颜料多含重金属，有机颜料是发展趋势。涂料常用的溶剂一般分为植物系溶剂（如松节油）、煤焦系溶剂（如苯、甲苯和二甲苯等）、石油系溶剂（如汽油、煤油和柴油等）和合成系溶剂（如醇类、酯类、酮类、醚类等）。涂料中需要的助剂有稀释剂、催干剂、分散剂、消泡剂、固化剂、防潮剂等。

色漆生产过程多不涉及成膜物质的合成。一般生产工艺流程如下：配料（成膜物质、颜料、溶剂、助剂等）→拌合分散或研磨分散→调漆对色（配色、调色、助剂）→过滤、分装→入库。

2. 生产设备

主要生产设备包括溶解釜、高速分散机、研磨机等。溶解釜用于预混合和溶解树脂。高速分散机多为落地式可调速型。研磨机分为砂磨机、三辊机和球磨机等，其中黏稠度较小的涂料选用砂磨机，黏稠度大的涂料选用三辊机，球磨机较少使用。

3. 主要职业病危害因素

1）化学毒物

溶剂涂料生产过程中的各工序均有可能接触到未完全反应的单体、溶剂和某些助剂等，以挥发性有机物质为主，其成分因产品的不同而有所差异。此外，还可以接触到颜料中的某些重金属。

2）粉尘

原料储运、配料和投料过程可产生粉尘。

3）物理因素

高速分散机、研磨机运转过程中可产生噪声。

八、石油炼制业

把原油（石油）分馏加工或精制成各种产品（汽油、煤油、柴油、润滑油）的过程叫作石油炼制。石油是由各种碳氢化合物（如烷烃、环烷烃、芳香烃等）组成的复杂混合物，并含有少量硫、氮、氧等有机化合物和微量金属等。

石油炼制的基本工艺是通过对原油的一次加工和二次加工来生产燃料油品，三次加工则主要是生产化工产品。其生产工艺流程如下：

（1）原油的预处理。原油在炼制加工前须经过脱盐、脱水等预处理。

（2）石油的一次加工。石油的一次加工主要采用常压、减压蒸馏的简单物理方法将原油分为沸点范围不同、密度大小不同的多种石油馏分。在常压蒸馏过程中，汽油的分子小、沸点低，首先馏出，随之是煤油、柴油、残余重油。残余重油经减压蒸馏又可获得一定数量的润滑油的基础油或半成品（蜡油），最后为渣油（重油）。

（3）石油的二次加工。石油的二次加工主要采用化学方法或化学物理方法，将石油馏分进一步加工转化，以生产各种石油产品。二次加工主要有催化裂化、催化重整、焦化、减黏、加氢裂化、溶剂脱沥青等工艺。

（4）石油的三次加工。石油的三次加工是针对石油一次加工、二次加工的中间产品（包括轻油、重油、各种石油气、石蜡等），通过化学过程生产化工产品。

（5）油品精制。主要是通过化学方法或化学物理方法除去石油粗制油品中所含的硫、氧、氮的化合物及胶质、沥青质等成分。

（一）原油蒸馏

1. 基本工艺

原油蒸馏是原油加工的第一道工序，主要包括原油脱盐脱水和常减压蒸馏两大工序。

1）原油脱盐脱水

原油脱盐脱水过程是在原油中注入一定量含氯的水，经充分混合，溶解残留在原油中的盐类，形成新的乳化液。然后在破乳剂和高压电场的作用下，使微小水滴逐步聚集成较大的水滴，借重力从油中沉淀分离，达到脱盐脱水的目的。

2）常减压蒸馏

常压和减压蒸馏过程联合构成常减压蒸馏工艺系统。经过脱盐脱水后的原油进入换热网络，继续与热的油品进行换热至约240℃，进入初馏塔进行初步分馏。换热终温约304℃，进入常压炉加热至约368℃后送入常压塔进行分馏。而减压塔多为全填料干式蒸馏操作。

原油通过常压蒸馏、减压蒸馏后被分为石脑油馏分、航煤馏分、柴油馏分、加氢裂化料和焦化原料等。初顶气、长顶气和减顶气经压缩机压缩后送至焦化装置进行脱硫处理。

2. 生产设备

原油脱盐脱水的主要生产设备有电脱盐罐、防爆高阻抗变压器和油水混合器等。

原油蒸馏生产装置主要由换热网络系统、常压系统、减压系统、常减顶气压缩机系统和防腐蚀系统（塔顶注氨、注缓蚀剂、注水设施）等部分组成。

3. 主要职业病危害因素

原油在脱盐脱水过程中，原油泵、水泵会产生高强度噪声；换热加温、脱盐过程会产生高温和热辐射；电脱盐过程可产生少量硫化氢等有害气体。

原油蒸馏过程中可接触汽油、柴油等多种毒物。为防止设备腐蚀，通常在塔顶注入氨水和缓蚀剂，作业人员可接触氨气等；清罐或维修罐体时存在硫化氢。各种工业泵、压缩机会产生强烈的噪声；常压炉、减压炉及各类换热器等会产生高温和热辐射。

（二）减黏裂化

1. 基本工艺

减黏裂化是重质黏稠减压渣油经过浅度热裂化降低黏度，使其可少掺或不掺轻质油而达到燃料油质量要求的一种热加工工艺。

2. 生产设备

主要生产设备有加热炉、反应塔和分馏塔等。

3. 主要职业病危害因素

1）化学毒物

减黏裂化过程可接触存在于裂化原料、生产过程和产品中的硫化氢、硫醇等；在质检采样或设备泄漏时均可接触到裂化原料高温裂解产生的汽油、柴油等烷烃化合物和烯烃化合物等；加热炉燃烧时可产生二氧化碳、氮氧化物、一氧化碳等。

2）物理因素

加热炉、反应塔和分馏塔等设备均会产生高温和热辐射；各种工业泵、压缩机等均会产生高强高度噪声。

（三）延迟焦化

1. 基本工艺

延迟焦化是将渣油经深度热裂化为气体和轻、中质馏分油及焦炭的加工过程。

1）焦化

来自常减压蒸馏装置的焦化原料，首先经换热器加热，升温至 500 ℃。这时循环油和原料油在焦炭塔内进行长时间高温焦化，产生裂解、缩合等一系列反应，生成富气、汽油、柴油、蜡油等产品和石油焦。

2）脱硫

焦化过程产生的干气和液化气分别进入干气脱硫塔和液化气脱硫塔，以甲基二乙醇胺（MDEA）溶剂进行脱硫。净化干气在压力控制下送入燃气管网，净化液化气送至液化气脱硫醇装置。

2. 生产设备

焦化工艺过程主要生产设备包括原料预热装置、加热炉、焦炭塔、分馏塔及换热器、焦炭塔的吹气放空设备、高压水泵以及水力除焦和冷、切焦水处理设备等。

脱硫工艺过程主要生产设备包括干气脱硫、液化气脱硫以及液化气脱硫醇装置等。

3. 主要职业病危害因素

1）化学毒物

延迟焦化过程可产生硫化氢、硫醇等硫化物，汽油、柴油等烷烃和烯烃化合物；加热炉可产生二氧化碳、氮氧化物、一氧化碳等；液化气脱硫醇工段存在氢氧化钠碱雾等。

2）粉尘

焦化炉出焦炭和切焦时存在焦炭粉尘。

3）物理因素

加热炉、焦化塔等设备均会产生高温和热辐射；各工业泵、压缩机等均会产生高强度噪声。

（四）催化裂化

1. 基本工艺

催化裂化是在催化剂的作用下，将石油馏分中柴油以上的高沸点油料在高温下进行裂化的一种最重要的重油轻质化工艺过程，其产品包括高辛烷值汽油、柴油和液化气等。

重质原料包括直馏减压馏分油、延迟焦化馏出油、常压渣油、减压渣油、脱沥青油。催化裂化的催化剂床层有固定床式、移动床式和流化床式，以流化床催化裂化技术应用最广。

2. 生产设备

主要生产设备包括反应再生系统设备，如提升管反应器、再生器、催化剂罐、风机、烟气轮机、余热锅炉等；分馏系统设备，如分馏塔、加热和换热系统、冷却系统等；吸收稳定系统设备，如空气压缩机、吸收塔、稳定塔、换热系统等；以及干气脱硫和产品精制装置。

3. 主要职业病危害因素

1）化学毒物

酸性水汽提塔和硫化氢焚烧炉可能产生高浓度的硫化氢气体；催化剂再生活化器和一氧化碳焚烧炉可能产生高浓度的一氧化碳气体；硫化氢焚烧炉可产生二氧化碳、氮氧化物。此外，催化裂化过程如发生泄漏可接触到硫醇、汽油、柴油等烷烃和烯烃化合物。

2）粉尘

添加催化剂时可接触催化剂粉尘。

3）物理因素

一氧化碳焚烧炉、硫化氢焚烧炉、催化剂再生活化器、提升管反应器和酸性水汽提设备均会产生高温和热辐射；各种工业泵、压缩机、风机、烟气轮机、余热锅炉等均会产生高强度噪声。

（五）催化重整

1. 基本工艺

催化重整是指在催化剂的作用下，对原料油的分子结构加以"重新调整排列"。催化重整是从石油生产芳烃和高辛烷值汽油组分的主要工艺过程，其副产品氢气是加氢装置用氢的重要来源。

催化重整流程基本上包括原料油的预分馏和预加氢、原料油的重整反应、产品的后加氢和稳定处理三个部分。其中预加氢的目的是除去砷、硫、氮等（催化剂的中毒物质），同时使烯烃饱和以减少重整催化剂上的积炭。重整反应器的反应温度约为 500 ℃，重整反应是强吸热反应。后加氢的目的是使烯烃饱和，提高芳烃的纯度。

2. 生产设备

主要生产设备有汽提塔、预分馏塔、预加氢反应器、重整反应器、加热炉、催化剂再生活化器、压缩机和风机等。

3. 主要职业病危害因素

1）化学毒物

汽提塔可产生硫化氢等气体；重整过程可产生大量苯、甲苯、二甲苯等芳香烃化合物；催化剂再生活化器可产生一氧化碳气体，并存在液化石油气、汽油类烷烃和烯烃化合物；加热炉燃烧时会产生一氧化碳、二氧化碳、二氧化硫、氮氧化物等有害气体。

2）粉尘

添加催化剂或催化剂再生时可能接触催化剂粉尘。

3）物理因素

预分馏塔、加热炉、反应器、催化剂再生活化器等设备均可产生高温和热辐射；各工业泵、压缩机、风机等均可产生高强度噪声与振动。

（六）加氢裂化

1. 基本工艺

加氢裂化属于加氢过程，是在催化剂的作用下从外界补入氢气以提高油品的氢碳比。一方面能使重质原料油通过裂化反应转化为汽油、煤油和柴油等轻质油品，另一方面可以将原料油中的硫、氮、氧等杂原子通过加氢除去，使反应过程中生成的不饱和烃饱和。

加氢裂化工业装置分为一段流程、二段流程和串联流程三种。

2. 生产设备

主要生产设备有加氢精制反应器、加氢裂化反应器、硫化氢汽提塔、吸收脱吸塔、低分气脱硫塔、液化气脱硫塔、干气脱硫塔、硫化氢汽提塔顶回流罐、反应进料泵、硫化剂泵、新氢压缩机、循环氢压缩机、反应进料加热炉和分馏塔进料加热炉等。

3. 主要职业病危害因素

1）化学毒物

加氢精制反应器、加氢裂化反应器、硫化氢汽提塔、吸收脱吸塔、低分气脱硫塔、液化气脱硫塔、干气脱硫塔、硫化氢汽提塔顶回流罐等工作场所均可存在硫化氢；加氢精制反应器、加氢裂化反应器在更换催化剂时可接触氨。此外，加氢裂化反应是在高温和高压状况下进行，易导致物料泄漏，以硫化氢最为突出。

2）物理因素

反应进料泵、硫化剂泵、新氢压缩机、循环氢压缩机等处噪声强度较大；各工作区域均存在高温，其中反应进料加热炉和分馏塔进料加热炉等处较严重；加氢裂化反应装置在气体压缩或减压时会产生高强度噪声。

（七）催化原料加氢

1. 基本工艺

通过对重质催化原料进行加氢预处理，可以得到精制重油，同时可得到副产品如柴油和石脑油等。催化原料加氢处理装置由加氢反应和产品分馏、循环氢脱硫、低压气体脱硫和溶剂再生等部分组成。

2. 生产设备

主要生产设备有循环氢脱硫塔、脱硫溶剂再生塔、滤后原料缓冲罐、原料泵、加热炉、加氢反应器、热/冷高压分离器、低冷压闪蒸罐、聚结器和循环氢压缩机等。

3. 主要职业病危害因素

1）化学毒物

催化原料加氢处理过程的主要职业病危害因素是硫化氢和噪声。循环氢脱硫塔、脱硫溶剂再生塔、加氢反应器、热/冷高压分离器等工作场所均可存在硫化氢、氨、芳香烃、烷烃等；滤后原料缓冲罐、原料泵、冷低压闪蒸罐、聚结器等工作场所均可存在芳香烃、烷烃。

2）物理因素

各种加热、分离装置可存在高温和热辐射；原料泵、分离器、压缩机等存在噪声和振动。

（八）加氢精制

1. 基本工艺

通过加氢精制，使原料油中的硫、氮、氧等非烃化合物氢解，同时使烯烃、芳香烃加氢饱和并能脱除金属和沥青等杂质。加氢精制的工艺流程因原料不同而有所区别，但多采用固定床绝热反应器，其工艺流程包括反应系统、生成油系统（换热、冷却、分离）和循环氢系统三部分。

2. 生产设备

主要生产设备有加氢精制反应器、产品分馏塔、高/低压分离罐、循环氢分液罐、放空分液罐、地下油污罐、分馏塔顶空冷器、循环氢压缩机、冷却机、硫化氢吸收塔、乙醇胺再生塔、原料泵、分流塔顶回流泵、产品泵、加热炉、冷却器及各类换热器等。

3. 主要职业病危害因素

1）化学毒物

加氢精制过程的主要职业病危害因素是硫化氢和噪声。加氢精制反应器、产品分馏塔、高/低压分离罐、循环氢分液罐、放空分液罐、地下油污罐、分馏塔顶空冷器、循环氢压缩机、冷却器、硫化氢吸收塔、乙醇胺再生塔等工作场所均可存在硫化氢；加氢精制反应器、产品分馏塔、高/低压分离罐、放空分液罐、地下油污罐、分馏塔顶空冷器、冷却器等工作场所均可存在汽油、柴油和煤油。

2）物理因素

各种加热炉及各类换热器等可存在高温、热辐射；各种压缩机、工业泵存在噪声和振动。

第五章
化工企业主要职业病危害

一、化工企业主要职业病危害因素

随着工业化进程的迅猛发展，生产规模不断壮大，各种化工产品的工艺、技术、设备也不断更新，而化工生产不同于其他的行业，有着很大的危险及危害，多年来化工生产事故不断发生，造成重大伤亡。而且化工生产过程具有高温、高压、易燃、易爆、易中毒等特点，长期在这种场所工作，会对化工工人的身体健康带来很大影响。

因为在化工生产中许多化工产品的原料、中间体与产品都是有毒物质，加之其生产过程中需要的辅助物料以及生产过程中产生的副产物等也均可能是有毒物质，因此作业人员在化工生产中大多会接触到毒物，同时许多作业都会接触到粉尘，噪声对工人的影响也很大。

1. 化学毒物

化学毒物是指在一定条件下，投予较小剂量即可造成机体功能或器质性损害的化学物质。这些毒物在生产环境中常以气体、蒸气、雾、烟尘、粉尘等形态存在，主要通过作业人员的呼吸道和皮肤侵入人体而导致职业中毒。酸、碱工业生产过程会产生大量有毒气体，例如纯碱工业生产中可产生二氧化硫、三氧化硫、氨等有毒有害气体；化肥生产过程中的主要职业病危害因素有氨、一氧化碳、硫化氢、氮氧化物、氟化氢、磷化氢等；染料生产的原料（苯等）多从煤焦油提炼，生产过程中产生的有毒有害气体主要有苯、硫化氢、氮氧化物等；化学农药生产过程中在原料、中间体及成品中存在各种化学毒物，引起急性职业中毒的主要毒物有三氯化磷、三氯乙醛、氯、氮氧化物、三磷化氢、氯化氢、光气、硫化氢等。某些化学毒物导致的伤害足以致命，单一的高浓度的化学物质或者和其他化学物质混合时能引起损伤、疾病甚至死亡。化学物质的误用也可能导致火灾和爆炸。

2. 粉尘

在化工生产中，许多作业都会接触到粉尘，这是导致化工企业某些作业人员患尘肺病的重要原因之一。例如，化工机械制造的选型、清砂、混砂，电焊、研磨，树脂、染料的干燥、包装与储运等；化学矿山生产中的凿岩、爆破、装渣、运输、选矿等作业；橡胶加工中炭黑、滑石粉的使用，以及其他操作如粉碎、拌合等生产中，都会有粉尘飞散到空气中。粉尘包括很多种，有无机粉尘，有机粉尘，还有混合粉尘，而它对人体的危害也是多种多样的。

3. 噪声

在生产过程中，由于机器转动、气体排放、工件撞击、机械摩擦等产生的噪声叫作工业噪声。它一般分为空气动力噪声、机械噪声、电磁噪声三类。在化工系统中，橡胶工业的密炼机、炼胶机，染料工业的冷冻机，化肥工业的造气炉，农药生产中的灌装机等都能产生噪声。而工人长期工作在噪声很大的环境中，听力会快速下降，并会引发多种疾病。

二、化工行业职业性接触毒物危害程度分级

《化工行业职业性接触毒物危害程度分级》（HG 24001—1996）标准对 104 种职业性接触毒物危害程度作了分级。对于肯定的人类致癌物，一概定为极度危害（Ⅰ级）。化工行业职业性接触毒物危害程度分级见表 5 - 1。

表 5 - 1　化工行业职业性接触毒物危害程度分级

分级	名　　称	行　　业
Ⅰ级（极度危害）	联苯胺	染料生产
	2 - 萘胺	橡胶加工，染料生产
	磷胺	生产及贮运
	甲拌磷	生产及贮运
	久效磷	生产及贮运
	内吸磷	生产及贮运
	甲基对硫磷	生产及贮运
	三乙基氯化锡	三乙基氯化锡油漆制造及使用
	煤焦油沥青挥发物	煤焦油沥青熔化
	叠氮酸	有机合成、叠氮酸合成
	叠氮酸	雷管制造
	叠氮钠	

表 5-1（续）

分级	名 称	行 业
Ⅱ级 （高度危害）	丁二烯	合成橡胶及塑料生产
	1，2-二氯乙烷	超细纤维滤膜生产，制药
	碘甲烷	碘甲烷制造及使用
	（肼）联氨	制药，火箭推进剂制造
	一甲肼	火箭推进剂制造
	偏二甲肼	火箭推进剂制造，火箭安装维修
	氯联苯	氯联苯制造，电容器、变压器绝缘
	氯苯	氯苯制造，电容器、变压器绝缘
	甲苯胺	染料、香料、离子交换树脂生产
	二甲苯胺	染料生产，制药
	丙烯酰胺	树脂合成，矿井、水坝堵水固沙，造纸
	氟及其无机化合物	磷肥生产
	氯化苦（三氯硝基甲烷）	有机合成、粮库熏蒸
	甲基丙烯酸环氧丙酯	飞机制造业
	三甲苯磷酸酯	橡胶、塑料加工
	甲级内吸磷	生产及贮运
	乐果	生产及贮运
	氧化乐果溴氰菊酯	生产及贮运
	氯乙酸	生产靛蓝染料，合成咖啡因，制造乐果
	铊	滤色玻璃、光电管制造
	硒及其化合物	
Ⅲ级 （中度危害）	氯甲烷	硅酮、甲基纤维素生产
	二氯甲烷	电影胶片生产
	三氯甲烷	氟利昂制造，合成纤维生产
	四氯乙烯	干洗
	氯苯	染料、农药生产
	一甲胺	农药、医药生产
	二甲胺	制革，农药生产
	乙胺	农药、表面活性剂和离子交换树脂生产
	乙二胺	医药、农药生产

化工企业主要负责人与职业卫生管理人员

· 78 ·

表 5 - 1（续）

分级	名称	行业
Ⅲ级 （中度危害）	锑及其化合物 （不包括锑化氢）	锑矿开采，锑冶炼，涂料、颜料生产
	钨及其化合物	碳化钨冶炼
	氢化锂	核材料加工
	铜尘、烟	铜熔炼，氧化亚铜生产
	二氧化氯	硫酸制造，二氧化硫贮运
	三氯氢硅	三氯氢硅、多晶硅生产
	二甲基乙酰胺	聚酰胺酯、合成纤维生产
	乙腈	丙烯腈制造，维生素 B1 及香料生产
	吡啶	焦化厂吡啶生产、制药
	氰氨化钙	氰氨化钙制造
	氯乙醇	医药、农药生产
	二氯丙醇	离子交换树脂制造
	糠醛	医药、农药生产，食品防腐，香烟加工
	邻苯二甲酸酐	生产及贮运
	三氯化磷、五氧化二磷	医药、农药生产，磷酸制造
	马拉硫磷	生产及贮运
	杀螟松	生产及贮运
	氰戊菊酯	生产及贮运
	硝化甘油	医药、炸药制造
Ⅳ级 （低度危害）	己内酰胺	合成树脂、合成纤维、人造革生产
	秋兰姆	橡胶加工
	正丁醛	丁酸纤维素生产
	环己酮	己内酰胺生产
	二恶烷	用作溶剂、乳化剂、去垢剂
	乙醚	用作溶剂、麻醉剂
	丙醇	制药，油漆和化妆品生产
	异丙醇	制药，化妆品、香料和涂料生产
	乙二醇	合成树脂、合成纤维和化妆品生产
	戊醇	油漆、塑料、水果香精和炸药制造

第五章　化工企业主要职业病危害

表 5-1（续）

分级	名 称	行 业
	环己醇	己内酰胺生产，醋酸纤维及硝化棉生产
	间苯二酚	制药，燃料和感光胶片生产
	四氢呋喃	制药（咳必清、黄体酮），合成橡胶生产
	醋酸甲酯	消化纤维素、人造革生产
	醋酸乙酯	清漆、燃料、药物、香料生产
	醋酸丙酯	调味剂、香料生产
	醋酸丁酯	消化纤维、清漆生产
	醋酸戊酯	香料、化妆品、胶卷生产，青霉素萃取
	丙烯酸甲酯	合成橡胶、涂料生产
	甲基丙烯酸甲酯	有机玻璃制造
	丁烯	合成橡胶及塑料生产
IV级	环己烷	己内酰胺生产，油漆脱膜
（低度危害）	液化石油气	液化石油气制造、贮运
	抽余油	抽余油生产
	萘	焦化厂提取萘，燃料生产
	四氢化萘	油脂提取，橡胶加工
	萘烷	鞋油制造
	松节油、氧化锌	油脂提取，合成樟脑生产，有色金属冶炼，无机盐、橡胶、涂料添加剂生产
	二氧化锡	锡矿开采，锡冶炼
	二氧化钛、钼及其化合物	颜料、涂料制造
	锆及其化合物	锆冶炼，锆合金、玻璃、搪瓷制造，碳化钨冶炼
	碳化钨	碳化钨冶炼
	六氟化硫	六氟化硫合成，高压电器绝缘
	硫酰氟	粮仓熏蒸杀虫
	异稻瘟净	生产及贮运
	百菌清	生产及贮运
	丙烯酸二月桂酸二丁基锡	黏合剂、涂料生产塑料加工

三、影响化工企业职业病危害程度的因素

（一）化学毒物进入人体的途径

化学毒物进入人体有三种不同的途径，在工作场所吸入气体、蒸气或烟尘，再通过肺部吸收是最重要的进入途径，然而许多化学毒物可以通过直接皮肤接触而被吸收。

1. 呼吸道吸收

在化工企业中，呼吸道吸收是最重要的染毒途径，呼吸系统是化学毒物最有效的进入点。在呼吸过程中，空气传播的化学品进入鼻、口部，通过气管到达肺泡区，这些化学品或沉积此处或穿过呼吸膜进入血液循环。某些化学毒物刺激上呼吸道和肺部气管的黏膜，这种刺激可以作为化学毒物进入体内的先兆，然而有些气体或蒸气没有这种效应。在没有引起注意的情况下，它们就已渗入肺部，引起肺部损伤或进入血液循环。由于其易于通过呼吸道进入体内，因此需要高度警惕蒸气、烟雾、粉尘或气体中的化学毒物。

2. 消化道吸收

消化道吸收是化学毒物进入体内的另一个途径，当工人用被污染的手吃东西（或抽烟），或在工作场所就餐，由于食品或饮料被空气中的化学蒸气所污染，就有可能消化吸收摄入化学毒物。消化道吸收的另一种情况是化学毒物由呼吸道吸入后经气管转送到咽部然后咽下。

3. 皮肤吸收

在生产与劳动条件下，主要经完整皮肤吸收而导致中毒的毒物有：有机磷农药、苯胺、三硝基甲苯与有机金属等；几乎所有有机溶剂、某些气态毒物（氰化氢、氯乙烯等）和个别金属（如汞）也能经完整皮肤吸收，但仅起次要作用。经皮肤吸收途径有两种：一种是通过表皮到达真皮，从而进入血液循环；另一种是通过汗腺、毛囊或皮脂腺而到达真皮。

（二）接触的浓度和类型

化学品通过呼吸道、消化道、皮肤吸收进入体内，被运送到血液中，除极少数排泄出体外以外，一部分贮存在器官和组织中，另一部分分解成其他更易溶解的物质然后通过尿液排出体外，其他没有发生变化的部分通过呼吸和尿液排出体外。某些毒物的分解和解毒（通常在肝脏上发生）可能产生比初始物质更有害的物质。对某一个特定的器官，化学毒物造成的损伤原则上取决于其

吸收剂量。在呼吸道吸收的情况中，其剂量主要取决于化学毒物在空气中的浓度和接触时间。高浓度化学毒物的短期接触可能导致急性中毒，而长期接触于低浓度的化学毒物中将会导致与急性中毒同量的毒物吸入，甚至导致更高的化学品累积量，从而引起慢性中毒。

四、化工企业职业病危害的毒性效应

化工企业职业病危害的毒性效应可分成急性和慢性，取决于接触的浓度和接触时间的长短。毒性效应因接触的形式和类型不同而不同，可分为如下类型。

（一）刺激

刺激意味着身体同化学品接触已相当严重。一般受刺激的部位为皮肤、眼睛和呼吸系统。

1. 皮肤

当某些化学毒物和皮肤接触时，毒物可使皮肤保护层脱落，从而引起皮炎，表现为皮肤干燥、粗糙、疼痛。

2. 眼睛

化学毒物和眼部的接触导致的伤害轻至轻微的、暂时的不适，重至永久性的伤残，伤害严重程度取决于中毒的剂量，急救措施的快慢。酸、碱和溶剂都是引起眼部刺激的典型例子。

3. 呼吸系统

雾状、气态、蒸气状化学毒物和上呼吸系统（鼻和咽喉）接触时，会导致火辣辣的感觉，这一般是由可溶物引起的，如氨水、甲醛、二氧化硫、酸碱，它们易被鼻咽部湿润的表面所吸收。

一些刺激物对气管的刺激会引起支气管炎，甚至严重损害气管和肺组织，如二氧化硫、氯气、煤尘。一些化学物质将会渗透到肺泡区，引起强烈的刺激。在工作场所一般不易检测到这些化学毒物，会严重危害工人健康，如二氧化氮、臭氧及光气。

（二）过敏

化学品接触可引起过敏症，开始时，工人可能不会出现过敏症状，然而长期接触会引起身体的反应。即便是低浓度化学毒物的接触后也会产生过敏反应，皮肤和呼吸系统可能会受到过敏反应的影响。

1. 皮肤

皮肤过敏是一种看似皮炎（皮疹或水疱）的症状，这种症状不一定在接触的部位出现，而可能在身体的其他部位出现，引起这种症状的化学毒物有环氧树脂、胺类硬化剂、偶氮染料、煤焦油衍生物和铬酸等。

2. 呼吸系统

呼吸系统对化学物质的过敏会引起职业性哮喘，这种症状的反应常包括咳嗽及呼吸困难，如气喘和呼吸短促。引起这种反应的化学品有甲苯、聚氨酯、福尔马林。

（三）缺氧（窒息）

窒息涉及对身体组织氧化作用的干扰。这种症状分为简单窒息和化学窒息两种。

1. 简单窒息

这种情况是由于周围氧气被惰性气体所替代,如氮气、二氧化碳、乙烷、氢气或氦气,而使氧气量不足以维持生命的继续。如果空气中氧浓度降到17%以下,机体组织的供氧短缺,就会引起头晕、恶心、调节功能紊乱等症状。这种情况一般发生在空间有限的工作场所,缺氧严重时可导致昏迷甚至死亡。

2. 化学窒息

这种情况是由于化学物质直接影响机体传送氧以及和氧结合的能力。典型的化学窒息性物质是一氧化碳。空气中一氧化碳含量达到 0.05% 时就会导致血液携氧能力严重下降。另外，如氰化氢、硫化氢这些物质，即使血液中含氧充足仍会影响细胞和氧的结合能力。

（四）昏迷和麻醉

接触高浓度的某些化学物质，如乙醇、丙醇、丙酮、丁酮、乙炔、烃类、乙醚、异丙醚会导致中枢神经抑制。这些化学物质会产生一种类似醉酒的效应。单一的高浓度的化学接触也可能导致昏迷甚至死亡。

（五）全身中毒

人体是由许多系统组成的。全身中毒是指由化学物质引起的对一个或多个系统产生有害影响并扩展到全身的现象，这种作用不局限于身体的某一点或某一区域。

肝脏的作用是净化血液中的有毒物质并在排泄前将它们转化成无害的和水溶性的物质。然而，有一些化学毒物对肝脏是有损害的，根据接触的剂量和频率，反复损害肝脏组织可能造成伤害引起病变（肝硬化）和降低肝脏的功能，例如各种溶剂（酒精、四氯化碳、三氯乙烯、氯仿）。

肾是泌尿系统的一部分，其作用是排出由身体产生的废物，维持盐和水的平衡，并控制和维持血液中的酸度。阻止肾排出有毒物质的化学毒物有四氯化碳、乙二醇和二硫化碳，慢慢削弱肾功能的化学物质有镉、铅、松节油、甲醇、甲苯、二甲苯。

神经系统控制机体的活动功能，它也能被一些化学毒物损害。长期接触某些溶剂，会产生疲劳、失眠、头疼、恶心等症状，更严重的将导致运动神经障碍、瘫痪、感觉神经障碍。神经末梢不起作用与接触己烷、锰和铅有关，导致腕垂病。接触有机磷酸盐化合物如对硫磷可能导致神经系统失去功能，另外接触二硫化碳可引起精神紊乱（精神病）。

接触一定的化学毒物可能对生殖系统产生影响，使男性不育，怀孕的妇女流产，如二溴化乙烯、苯、氯丁二烯、铅、有机溶剂和二硫化碳等化学物质与男性不育有关；流产与接触麻醉性气体、戊二醛、氯丁二烯、铅、有机溶剂、二硫化碳和氯乙烯等化学物质有关。

（六）癌症

长期接触一定的化学物质可能引起细胞的无节制生长，形成癌性肿瘤。造成职业癌症的部位是变化多样的，不只局限于接触区域。例如砷、石棉、铬、镍和二（2-氯甲基）醚（BCME）等物质可能导致肺癌。鼻腔癌和鼻窦癌是由铬、异丙基油、镍、皮革粉尘等引起的。膀胱癌与接触联苯胺、2-萘胺、皮革粉尘等有关。皮肤癌与接触砷、煤焦油和石油产品等有关，肝癌可能是接触氯乙烯单体造成的，而骨髓癌是由苯引起的。

（七）尘肺（尘肺病）

尘肺（尘肺病）是由于在肺的换气区域发生了小尘粒的沉积以及肺组织对这些沉积物的反应，很难在早期发现肺的变化，当用 X 射线发现这些变化时病情已经恶化了。对于尘肺病病人来说，肺的吸氧能力将减弱，在紧张活动时将发生呼吸短促症状，这种作用是不可逆的。能引起尘肺病的物质有石英晶体、石棉、滑石粉、煤粉和铍。

第六章
化工企业职业病危害控制技术

职业病危害因素的控制是"三级预防"中的第一级预防，旨在从根本上消除和控制职业病危害的发生，达到"本质安全"的目的，因此必须采取各种有效措施保证目标实现。

一、综合措施

职业病危害因素的控制应采取综合措施：

（1）首先要依靠立法管理，严格执行《职业病防治法》和国家、地方、行业颁布的有关法规条例，根据单位情况制定制度和管理规程，实行监督管理，以保证控制措施的建立和实施。

（2）控制危害源头。在新建、改建、扩建和技术引进、技术改造的建设项目中，必须将控制职业病危害因素的措施列入规划，与主体工程同时设计、同时施工、同时投产使用，实行"三同时"管理。

（3）采取有效的工艺技术措施，将有害因素尽可能消除和控制在工艺流程和生产设备中，做到清洁生产。

（4）对目前技术和经济条件尚不能完全控制的职业病危害，要采取有针对性的卫生保健和个体防护措施，制订各项安全操作规程和职业安全卫生管理制度，加强安全卫生教育。

（5）对生产中使用的有毒原辅材料，应按照规定申报、登记、注册，详细记录该物质的标识、理化性质、毒性、危害、防护措施、急救预案等。

（6）对生产过程中的职业病危害和防护要求，应告知接触者，提高自身的保护能力。

（7）为劳动者创造安全舒适的作业环境，减少心理紧张和生理损害。

二、工程措施

控制化工企业作业场所中化学毒物的总目标是消除化学毒物的危害或尽可

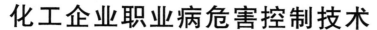

能降低其危害程度，以免危害工人，引起火灾和爆炸。因此，通常采用操作控制的四条基本原则，从而有效消除或降低化学毒物暴露，减少化学毒物引起的伤亡事故。操作控制的四条原则是：①取代，无毒代有毒，低毒代高毒；②隔离，隔离危险源或增大操作者与有害物之间的距离等；③通风，用全面通风或局部通风手段排除或降低有害物质如烟、气、气化物和雾在空气中的浓度；④使用个体防护用品。

（一）工艺改革

防毒防尘的根本性措施是改革工艺，要尽量选用那些在生产过程中不产生有毒物质或将有毒物质消灭在生产过程中的工艺流程。用无毒或低毒物质取代高毒物质，如用 MTBE 或 MMT 代替四乙基铅作汽油添加剂；用二元溶剂（丁酮、甲苯）代替含苯的三元溶剂（苯、甲苯、丙酮）作酮苯脱蜡溶剂，将汞差压计改成气动（电动）差压计、热偶或热敏电阻温度计等代替水温温度计等。分离邻位和对位硝基氯苯，过去是用结晶分离法。该法不但操作复杂，副产品多，而且由于结晶器在冷热交变的条件下运行，腐蚀严重，密封性差，"跑、冒、滴、漏"现象十分严重。尤其是高温化料时，生产现场硝基苯浓度大，气味很重，严重影响了工人的身体健康。斜孔精馏塔分离试验的成功，实现了连续化生产，减少了硝基苯的污染。

采用生产过程中不产生有毒物质的工艺流程，如用氢气作触媒代替铁粉还原法生产苯胺，消除了含大量硝基苯、胺基苯的铁泥废渣；用斜孔精馏分离代替结晶法分离邻位和对位硝基氯苯，减少"跑、冒、滴、漏"产生的硝基苯危害。

（二）密闭或隔离

密闭是防止有毒物质外泄的有效措施，此方法是将加工设备封闭起来，以便限制空气污染扩散到工作区，此外密闭还可隔断明火、热源或燃料而减少危险。隔离操作就是把操作工与生产设备隔离开，如将毒害严重的设备放置在隔离室内，用抽排风使之保持负压状态，使有毒物质不能外溢；或把仪表、自控系统放在隔离室内送风保持正压，使有毒物质不能进入。目前大多数化工企业都已实现了远程自动程序控制，从而减少了有害因素的危害。

（三）通风

通风是控制工业有害物、防尘、防毒、防暑降温的主要技术措施，主要作用在于把生产活动中污染的空气排出，把清洁空气送入，以保证劳动者生产环境所需的劳动条件合乎要求，保护劳动者身体健康。

通风按工作动力可分为机械通风、自然通风，按组织换气原则可分为全面通风、局部通风、混合通风。

全面通风也称稀释通风，其原理是向作业场所提供新鲜空气，以达到冲稀污染物或易燃气体浓度的目的。提供新鲜空气的方式主要是采用自然通风和机械通风。采用全面通风时，在厂房设计阶段就要考虑空气流向等因素（图6-1）。由于全面通风的目的不是消除污染物，而是将污染物分散稀释，从而降低其浓度，所以全面通风仅适用于低毒性、无腐蚀性污染物存在的场合，且污染物使用量不能大。

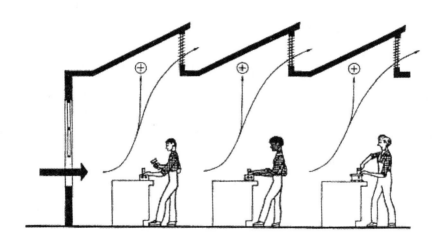

图6-1　合理的建筑通风设计

局部排风系统由吸风（吸尘或吸气）罩、风道、除尘或净化设备和风机组成，每一部分设计、选型正确合理与否，均会影响系统的效果。

1. 吸风罩

（1）在不影响操作与检修的情况下，尽量密闭。

（2）尽量设置在尘毒发生源处，减少开口面积，控制尘毒扩散。

（3）形状和大小应有利于尘毒捕集，罩口面积不小于扩散区水平面积。

（4）吸入风流一般与扩散方向一致，避免污染物通过个人呼吸区。

（5）吸风罩排气应均匀。

（6）吸尘罩的结构、材料、控制风速与吸风罩不同：材料稍厚，容积加大，增设灰斗、清灰口、分离器，必要时加防腐层，控制风速较大。

2. 风道

（1）不得将混合后能引起爆炸的物质联成一个系统。

（2）不同目的排气不能联成一个系统。

（3）与工艺和建筑配合，缩短管线，少占空间，便于安装检修。

（4）考虑防爆要求，使管道中可燃物限制在爆炸浓度以下，采用防爆风机等防火、防爆措施。

（5）防风道应防止堵塞：采用圆形截面风道，垂直或倾斜安装（＞50°），水平风道不宜过长，保持足够流速，设清灰孔，最小直径大于100 mm。

（6）必要时采取防腐措施。

（7）保持支风道间阻力平衡，吸尘（毒）点不宜过多。

（8）减少风道阻力：弯头曲率半径应稍大，避免直角连接；变径管用渐扩或渐缩部件；三通管连接不能用T形管；风机出口弯头避用反向连接。

3. 风机

轴流式风机适用于所需风量大、系统阻力较小的场合。离心式风机适用于所需风量较小、系统阻力较大的场合。

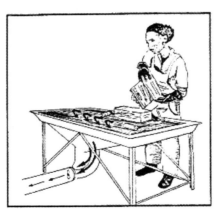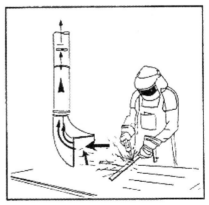

图6-2 局部通风方法

图 6 - 2 显示了两种类型的局部通风例子，左图为污染物在到达工人呼吸带之前已被抽进工作台下方，右图为焊接的烟雾被抽进排风系统。使用局部通风时，吸尘罩应尽可能地接近污染源，否则，通风系统中风扇所产生的吸力将被减弱，以至于不能有效地捕集扬尘点所散发的烟尘。对装好的通风系统，要经常性地加以维护和保养，使其有效发挥作用。目前，局部通风已在多种场合应用，起到了有效控制有害物质（如铅烟、石棉尘和有机溶剂）的作用。

4. 除尘器、净化器

含尘毒的空气应通过净化处理或回收、综合利用，净化后排出的气体必须符合国家废气排放标准要求。除尘器、净化器选择标准参考处理物质、生产工艺等而定。

第六章 化工企业职业病危害控制技术

第七章
个体防护

一、个体防护用品的概念与分类

（一）个体防护用品的概念

个体防护是在生产条件无法消除各种危险和职业病危害因素的情况下，为保障从业人员的安全与健康所设置的最后一道防线。个体防护用品是指从业人员在劳动中为防御物理、化学、生物等外界因素伤害所穿戴、配备以及涂抹、使用的各种物品的总称。人类在生产过程中存在各种危险和有害因素，概括起来主要分为三类。

（1）化学性因素，如有毒气体、有毒液体、有毒性粉尘与气溶胶、腐蚀性液体等。

（2）物理性因素，如噪声、震动、静电、触电、电离辐射、非电离辐射、物体打击、坠落、高温液体、高温气体、明火、恶劣气候作业环境（高温、低温、高湿）、病毒（森林脑炎病毒）、传染病媒介物等。

（3）生物性因素，主要包括生产原料和作业环境中存在的对职业人群产生有害作用的致病微生物、寄生虫及动植物等及其所产生的生物活性物质。

生产和生活中存在各种危险和有害因素，会伤害人的身体、损害健康，甚至危及生命。因此，应采取技术措施和个体防护措施保障人的安全和健康。必须配备合格的产品，保证选型正确、维护得当，并充分考虑个体防护用品的舒适性，使得员工愿意佩戴、正确使用，也应当定期更新与检修，这样才能更好地保护从业人员的健康。

需要指出的是，个体防护用品只是劳动防护的最后一道防线。个体防护用品的配备和使用，不能替代作业环境和劳动条件的根本性改善措施（如材料、工艺的改进，工程技术措施，管理措施等），不能成为逃避采取根本性措施或降低根本性措施实施力度的借口或依靠。

（二）个体防护用品的分类

个体防护用品的种类很多,由于各部门和使用单位对个体防护用品要求不同,分类方法也不一样。生产个体防护用品的企业和商业采购部门通常按原材料分类,以利安排生产,组织进货。个体防护用品商店和使用单位为便于经营和选购,通常按防护功能分类。而管理部门和科研单位,从劳动卫生学角度,通常按防护部位分类。我国对个体防护用品采用以人体防护部位为法定分类标准(《个体防护用品分类与代码》),共分为九大类。既保持了个体防护用品分类的科学性,同国际分类统一,又照顾了个体防护用品防护功能和材料分类的原则。

1. 按用途分类

（1）以防止伤亡事故为目的的安全护品。主要包括:防坠落用品,如安全带、安全网等;防冲击用品,如安全帽、防冲击护目镜等;防触电用品,如绝缘服、绝缘鞋、等电位工作服等;防机械外伤用品,如防刺、割、绞碾、磨损用的防护服、鞋、手套等;防酸碱用品,如耐酸碱手套、防护服和靴等;耐油用品,如耐油防护服、鞋和靴等;防水用品,如胶制工作服、雨衣、雨鞋和雨靴、防水保险手套等;防寒用品,如防寒服、鞋、帽、手套等。

（2）以预防职业病为目的的劳动卫生护品。主要包括:防尘用品,如防尘口罩、防尘服等;防毒用品,如防毒面具、防毒服等;防放射性用品,如防放射性服、铅玻璃眼镜等;防热辐射用品,如隔热防火服、防辐射隔热面罩、电焊手套、有机防护眼镜等;防噪声用品,如耳塞、耳罩、耳帽等。

2. 按人体防护部位分类

1）头部防护用品

头部防护用品是为防御头部不受外来物体打击和其他因素危害而配备的个体防护装备。根据防护功能要求,主要有一般防护帽、防尘帽、防水帽、防寒帽、安全帽、防静电帽、防高温帽、防电磁辐射帽、防昆虫帽等九类产品。

2）呼吸器官防护用品

呼吸器官防护用品是为防御有害气体、蒸气、粉尘、烟、雾经呼吸道吸入,或直接向使用者供氧(或清洁空气),保证尘、毒污染或缺氧环境中作业人员正常呼吸的防护用具。呼吸器官防护用品主要分为防尘口罩和防毒口罩(面具)两类,按功能又可分为过滤式和隔离式两类。

3）眼面部防护用品

眼面部防护用品是预防烟雾、尘粒、金属火花和飞屑、热、电磁辐射、激光、化学飞溅物等因素伤害眼睛或面部的个体防护用品。眼面部防护用品种类很多，根据防护功能，大致可分为防尘、防水、防冲击、防高温、防电磁辐射、防射线、防化学飞溅、防风沙、防强光九类。目前我国普遍生产和使用的眼面部防护用品主要有焊接护目镜和面罩、炉窑护目镜和面罩以及防冲击眼护具等三类。

4）听觉器官防护用品

听觉器官防护用品是能防止过量的声能侵入外耳道，使人耳避免噪声的过度刺激，减少听力损失，预防由噪声对人身引起的不良影响的个体防护用品。听觉器官防护用品主要有耳塞、耳罩和防噪声头盔等三类。

5）手部防护用品

手部防护用品是具有保护手和手臂功能的个体防护用品，通常称为劳动防护手套。手部防护用品按照防护功能分为十二类，即一般防护手套、防水手套、防寒手套、防毒手套、防静电手套、防高温手套、防 X 射线手套、防酸碱手套、防油手套、防振手套、防切割手套、绝缘手套。每类手套按照制作材料不同又分为多种。

6）足部防护用品

足部防护用品是防止生产过程中有害物质和能量损伤劳动者足部的护具，通常称为劳动防护鞋。足部防护用品按照防护功能分为防尘鞋、防水鞋、防寒鞋、防足趾鞋、防静电鞋、防高温鞋、防酸碱鞋、防油鞋、防烫脚鞋、防滑鞋、防刺穿鞋、电绝缘鞋、防振鞋等十三类,每类鞋根据材质不同又分为多种。

7）躯干防护用品

躯干防护用品就是通常讲的防护服。根据防护功能，防护服分为一般防护服、防水服、防寒服、防砸背心、防毒服、阻燃服、防静电服、防高温服、防电磁辐射服、耐酸碱服、防油服、水上救生衣、防昆虫服、防风沙服等十四类，每一类又可根据具体防护要求或材料分为不同品种。

8）护肤用品

护肤用品是用于防止皮肤（主要是面、手等外露部分）免受化学、物理等因素危害的个体防护用品。按照防护功能，护肤用品分为防毒、防腐、防射线、防油漆及其他类。

9）防坠落用品

防坠落用品是指防止人体从高处坠落的整体及个体防护用品。个体防护用品是通过绳带,将高处作业者的身体系接于固定物体上;整体防护用品是在作业场所的边沿下方张网,以防不慎坠落,主要有安全网和安全带两种。安全网是应用于高处作业场所边侧立装或下方平张的防坠落用品,用于防止及挡住人和物体坠落,使操作人员避免或减轻伤害的集体防护用品。安全网根据安装形式和目的分为立网和平网。安全带按使用方式分为围杆安全带和悬挂、攀登安全带两类。

二、个体防护用品的选用原则及防护性能

1. 基本原则

个体防护用品选择得正确与否,关系到其防护性能的发挥和劳动者生产作业的效率两个方面。一方面,选择的个体防护用品必须具备充分的防护功能;另一方面,其防护性能必须适当,因为劳动防护用具操作的灵活性、使用的舒适度与其防护功能之间具有相互影响的关系。企业应组织生产、安全等管理部门人员以及其他相关人员,对企业进行全面的危险、有害因素辨别,识别作业过程中的潜在危险、有害因素,确定进行各种作业时危险、有害因素的存在形态、分布情况等,并为作业人员配备相应的个体防护用品;且所选用的个体防护用品的防护性能应与作业环境存在的风险相适应,能满足作业安全的要求。

2. 个体防护用品的防护性能

常用个体防护用品及其防护性能见表7-1。

表7-1　常用个体防护用品及其防护性能

种类	编号	名　　称	防　护　性　能
头部防护	A01	工作帽	防头部擦伤,防头发被绞碾
	A02	安全帽	防御物体对头部造成冲击、刺穿、挤压等伤害
	A03	披肩帽	防止头部、脸和脖子被散发在空气的微粒污染
呼吸器官防护	B01	防尘口罩	用于空气中含氧19.5%以上的粉尘作业环境,防止吸入一般性粉尘,防御颗粒物等危害呼吸系统或眼面部
	B02	过滤式防毒面具	利用净化部件的吸附、吸收、催化或过滤等作用除去环境空气中有害物质后作为气源的防护用品
	B03	长管式防毒面具	使佩戴者呼吸器官与周围空气隔绝,并通过长管得到清洁空气供呼吸的防护用品
	B04	空气呼吸器	防止吸入对人体有害的毒气、烟雾、悬浮于空气中的有害污染物或在缺氧环境中使用

表 7-1（续）

种类	编号	名　称	防　护　性　能
眼面部防护	C01	一般防护眼镜	戴在脸上并紧紧围住眼眶，对眼起一般的防护作用
	C02	防冲击护目镜	防御铁屑、灰砂、碎石对眼部产生的伤害
	C03	防放射性护目镜	防御 X 射线、电子流等电离辐射对眼部的伤害
	C04	防强光、紫（红）外线护目镜或面罩	防止可见光、红外线、紫外线中的一种或几种对眼的伤害
	C05	防腐蚀液眼镜/面罩	防御酸、碱等有腐蚀性化学液体飞溅对人眼/面部产生的伤害
	C06	焊接面罩	防御有害弧光、熔融金属飞溅或粉尘等有害因素对眼睛、面部的伤害
听觉器官防护	D01	耳塞	防止暴露在强噪声环境中的工作人员的听力受到损伤
	D02	耳罩	适用于暴露在强噪声环境中的工作人员，以保护听觉、避免噪声过度刺激，在不适合戴耳塞时使用。一般在噪声大于 100 dB（A）时使用
手部防护	E01	普通防护手套	防御摩擦和脏污等普通伤害
	E02	防化学品手套	具有防毒性能，防御有毒物质伤害手部
	E03	防静电手套	防止静电积聚引起的伤害
	E04	耐酸碱手套	用于接触酸（碱）时戴用，免受酸（碱）伤害
	E05	防放射性手套	具有防放射性能，防御手部免受放射性伤害
	E06	防机械伤害手套	保护手部免受磨损、切割、刺穿等机械伤害
	E07	隔热手套	防御手部免受过热或过冷伤害
	E08	绝缘手套	使作业人员的手部与带电物体绝缘，免受电流伤害
	E09	焊接手套	防御焊接作业的火花、熔融金属、高温金属辐射对手部的伤害
足部防护	F01	防砸鞋	保护脚趾免受冲击或挤压伤害
	F02	防刺穿鞋	保护脚底，防足底刺伤
	F03	防水胶靴	防水、防滑和耐磨的胶鞋
	F04	防寒鞋	鞋体结构与材料都具有防寒保暖作用，防止脚部冻伤
	F05	隔热阻燃鞋	防御高温、熔融金属火化和明火等伤害
	F06	防静电鞋	鞋底采用静电材料，能及时消除人体静电积累
	F07	耐酸碱鞋	在有酸碱及相关化学品作业中穿用，用各种材料或复合型材料做成，保护足部，防止化学品飞溅所带来的伤害
	F08	防滑鞋	防止滑倒，用于登高或在油渍、钢板、冰上等湿滑地面上行走

表 7-1 (续)

种类	编号	名 称	防 护 性 能
足部防护	F09	绝缘鞋	在电气设备上工作时作为辅助安全用具,防触电伤害
	F10	焊接防护鞋	防御焊接作业的火花、熔融金属、高温辐射对足部的伤害
	F11	防护鞋	具有保护特征的鞋,用于保护穿着者免受意外事故引起的伤害,装有保护包头
躯干防护	G01	一般防护服	以织物为面料,采用缝制工艺制成,起一般性防护作用
	G02	防静电服	能及时消除本身静电积聚危害,用于可能引发电击、火灾及爆炸危险场所穿用
	G03	阻燃防护服	用于作业人员从事有明火、散发火花、在熔融金属附近操作有热辐射和对流热的场合和在有易燃物质并有着火危险的场所穿用,在接触火焰及炙热物体后,一定时间内能阻止本身被点燃、有焰燃烧和阴燃
	G04	化学品防护服	防止危险化学品的飞溅和与人体接触对人体造成的伤害
	G05	防尘服	以透气性织物或材料制成,防止一般性粉尘对皮肤的伤害,能防止静电积聚
	G06	防寒服	具有保暖性能,用于冬季室外作业人员或常年低温作业环境人员的防寒
	G07	防酸碱服	用于从事酸碱作业人员穿用,具有防酸碱性能
	G08	焊接防护服	用于焊接作业,防止作业人员遭受熔融金属飞溅及其热伤害
	G09	防水服 (雨衣)	以防水橡胶涂覆织物为面料,防御水透过和漏入
	G10	防放射性服	具有防放射性性能,防止放射性物质对人体的伤害
	G11	绝缘服	可防 7000 V 以下高电压,用于带电作业时的身体防护
	G12	隔热服	防止高温物质接触或热辐射伤害
坠落防护	H01	安全带	用于高处作业、攀登及悬吊作业,保护对象为体重及负重之和最大 100 kg 的使用者,可以减小高处坠落时产生的冲击力,防止坠落者与地面或其他障碍物碰撞,有效控制整个坠落距离
	H02	安全网	用来防止人、物坠落,或用来避免、减轻坠落及物击伤害

三、化工企业主要的个体防护用品

1. 防护口罩

口罩的作用是防止有害化学物质通过呼吸系统进入人体。在选择防护口罩时应考虑下列因素:①污染物的性质;②作业场所污染物可能达到的最高浓

第七章 个体防护

度；③舒适性；④适合工种的性质，且能消除对健康的危害；⑤适合工人的脸型，能保证佩戴严密，防止漏气。

防护口罩主要分为自吸过滤式和送风隔离式两种类型。

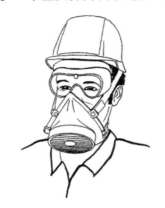

图7-1　粉尘面具呼吸器

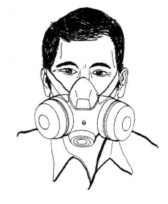

图7-2　半面罩式滤毒盒式呼吸器

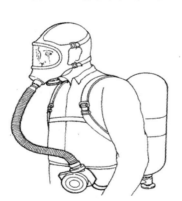

图7-3　自给式呼吸器(SCBA)

自吸过滤式防护口罩净化空气的原理是吸附或过滤空气，使空气中的有害物质不能通过口罩，保证进入呼吸系统的空气是净化过的。口罩中的净化装置是由滤膜或吸附剂组成的，滤膜用来滤掉空气中的粉尘（图7-1），吸附剂用来吸附空气中的有害气体、雾、蒸气等（图7-2）。这些防护口罩又可分为半面式和全面式。半面式用来遮住口、下巴、鼻；全面式可遮住整个面部包括眼。不同性质的有害物质需要选择不同的过滤材料和吸附剂。为了取得最佳防护效果，正确选择防护口罩至关重要，可以从防护口罩生产厂家获得这方面信息。

送风隔离式防护口罩是使人的呼吸道与被污染的作业环境中的空气隔离，通过导气管或空气压缩机将未被污染场所的新鲜空气送入防护口罩或通过导管将便携式气瓶内的压缩空气、液化空气或氧气送入防护口罩，对使用者能够提供最有效的防护。图7-3所示的自给式呼吸器（SCBA），其面罩常设计为全面罩。

为了确保防护口罩的使用效果,必须培训工人如何正确佩戴、保管和维护所使用的防护口罩。佩戴一个未正确保养的防护口罩比不佩戴防护口罩更危险。

2. 其他个体防护用品

为了防止由于化学物质的溅射以及化学尘、烟、雾、蒸气等所导致的眼和皮肤伤害,也需要使用适当的防护用品或护具。

眼面部护具主要有安全眼镜、护目镜(图7-4)以及用于防护腐蚀性液体、固体和蒸气对面部产生伤害的面罩(图7-5)。

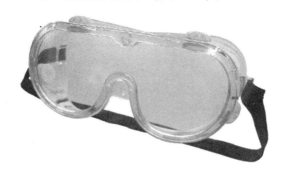

图7-4 用于保护眼睛的护目镜

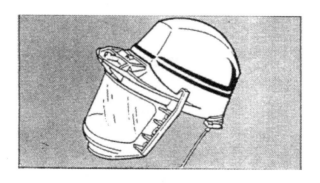

图7-5 用于保护眼睛及面部的面罩

用抗渗透材料制作的防护手套、围裙、靴和工作服,可用来消除与化学毒物接触对皮肤产生的伤害。用于制造这类防护用品的材料很多,作用不同,正确选择很重要。如棉布手套、皮革手套主要用于防灰尘,橡胶手套主要用于防腐蚀性物质。

四、化工企业劳动防护用品选用及配备

《化工企业劳动防护用品选用及配备》（AQ/T 3048—2013）标准中，规定了化工企业劳动防护用品的选用、基本配备以及使用和报废的管理。这里主要介绍化工企业劳动防护用品的选用、基本配备及使用方面的知识。

1. 劳动防护用品的选用和配备

企业应组织生产、安全等管理部门的人员以及其他相关人员，对企业进行

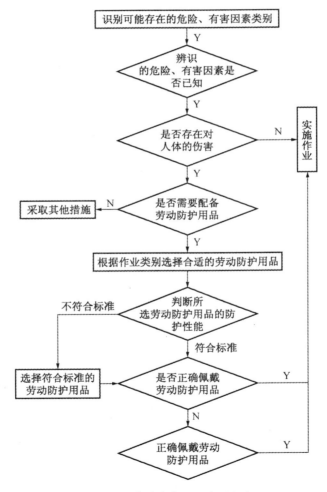

图 7-6 劳动防护用品选用程序

全面的危险、有害因素辨识，识别作业过程中的潜在危险、有害因素，确定进行各种作业时危险、有害因素的存在形态、分布情况等，并为作业人员配备相应的劳动防护用品；且所选用的劳动防护用品的防护性能应与作业环境存在的风险相适应，能满足作业安全的要求。劳动防护用品选用程序如图7-6所示。

2. 作业类别的划分以及劳动防护用品的选用

根据生产安全伤亡事故类别的分类，并结合化工生产的特点，对其生产过程中涉及的主要作业类别及其造成的主要事故类型以及各作业类别适用的劳动防护用品的说明见表7-2。

表7-2　作业类别及其造成的主要事故类型以及适用的劳动防护用品

序号	作业类别	说　明	事故类型	适用的劳动防护用品	作　业　举　例
1	易燃易爆场所作业	易燃易爆品失去控制的燃烧引发火灾	火灾	防尘口罩、防毒面具、空气呼吸器、防静电手套、防静电鞋、防静电服、阻燃防护服、化学品防护服、防尘服	接触按 GB 13690—2009 化学品分类具有爆炸、可燃危险性质化学品的作业
2	有毒有害气体作业	工作场所中存有常温、常压下呈气体或蒸气状态、经呼吸道吸入能产生毒害物质的作业，包括刺激性气体和窒息性气体	中毒和窒息	工作帽、防尘口罩、防毒面具、空气呼吸器、防化学品手套、化学品防护服	接触氮的氧化物、氯及其化合物、硫的化合物、成碱氢化物、强氧化剂、酯类、金属合物、醛类、醚类、氟代烃类、成酸氧化物、成酸氢化物、卤族元素、有机氟化合物、脂肪胺类、酮类、氨等刺激性气体，以及氮气、氩气、甲烷、二氧化碳、乙烷、丙烷、乙烯、丙烯、一氧化碳、硫化氢、氰化氢、丙烯腈、氯气、光气、汞等窒息性气体的作业
3	沾染液态毒物作业	工作场所中存有能沾附于皮肤、衣物上，经皮肤吸收产生毒害或对皮肤产生伤害的液态物质的作业	中毒	工作帽、防尘口罩、防毒面具、空气呼吸器、防腐蚀液护目镜/面罩、防化学品手套、化学品防护服	接触脂肪及脂环类化合物、芳香类化合物、卤代烃化合物、胺及硝基类化合物、醇类化合物、酚类化合物、醚类化合物、醛类化合物、酮类化合物、羧酸及其衍生物、氰及腈化合物、环氧及杂环化合物、元素有机化合物、高分子化合物、元素及无机化合物等液态毒物的作业

序号	作业类别	说　明	事故类型	适用的劳动防护用品	作　业　举　例
4	涉固态毒物作业	接触固态毒物的作业。包括工作场所中存在的常温、常压下呈气溶胶状态、经呼吸道吸入能对人体产生毒害物质的作业以及通过皮肤进入人体产生毒害作用的固态物质的作业	中毒	工作帽、披肩帽、防尘口罩、防毒面具、空气呼吸器、化学品手套、化学品防护服、防尘服	接触固体的催化剂、吸附剂、助剂、水质稳定剂、添加剂、元素（金属、非金属）及其化合物类、沥青等固态毒物的作业
5	粉尘作业	因作业人员长时间接触生产性粉尘，当吸入超过一定浓度的某些粉尘时，将引起肺部弥漫性的纤维性病变，影响呼吸道及其他器官机能的作业	其他伤害	工作帽、披肩帽、防尘口罩、防尘服	接触聚丙烯粉尘、聚丙烯腈纤维粉尘、聚乙烯粉尘、聚氯乙烯粉尘、棉尘、木粉尘、洗衣粉混合尘、煤尘、电焊烟尘、二氧化钛粉尘、硅藻土粉尘、滑石粉尘、砂轮磨尘、石灰石粉尘、石棉纤维粉尘、水泥粉尘、炭黑粉尘、矽尘、催化剂粉尘、蛭石等粉尘的作业
6	密闭场所作业	在空气不流通的场所中作业，包括在缺氧即空气中氧浓度小于18%和毒气、有毒物质超标，且不能排除等场所中的作业	中毒和窒息	安全帽、长管式防毒面具、空气呼吸器、防化学品手套、化学品防护服	生产区域内封闭、半封闭的设施及场所内的作业，如炉窑、塔、釜、罐、仓、槽车等设备设施以及管道、烟道、隧道、下水道、沟、坑、井、池、涵洞等孔道或排水系统内的作业
7	腐蚀性作业	产生或使用腐蚀性物质的作业	灼烫	工作帽、防腐蚀液护目镜/面罩、耐酸碱手套、耐酸碱鞋、防酸碱服	生产或使用硫酸、盐酸、硝酸、氢氟酸、液体强碱、固体强碱、重铬酸钾、高锰酸钾等的作业

化工企业主要负责人与职业卫生管理人员

表 7-2（续）

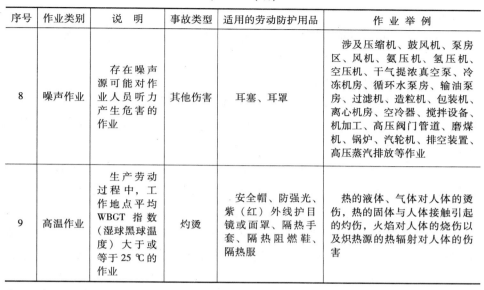

序号	作业类别	说　明	事故类型	适用的劳动防护用品	作业举例
8	噪声作业	存在噪声源可能对作业人员听力产生危害的作业	其他伤害	耳塞、耳罩	涉及压缩机、鼓风机、泵房区、风机、氨压机、氢压机、空压机、干气提浓真空泵、冷冻机房、循环水泵房、输油泵房、过滤机、造粒机、包装机、离心机房、空冷器、搅拌设备、机加工、高压阀门管道、磨煤机、锅炉、汽轮机、排空装置、高压蒸汽排放等作业
9	高温作业	生产劳动过程中，工作地点平均WBGT指数（湿球黑球温度）大于或等于 25 ℃ 的作业	灼烫	安全帽、防强光、紫（红）外线护目镜或面罩、隔热手套、隔热阻燃鞋、隔热服	热的液体、气体对人体的烫伤，热的固体与人体接触引起的灼伤，火焰对人体的烧伤以及炽热源的热辐射对人体的伤害

注：1. 在选用防毒面具时应根据接触毒物的性质，选择相应的可以起到有效防护作用的防毒面具。

　　2. 刺激性气体是指接触对眼、呼吸道黏膜和皮肤具有刺激性作用的有害气体；窒息性气体是指接触经吸入使机体产生缺氧而直接引起窒息作用的气体，可分为单纯窒息性气体和化学窒息性气体。

　　3. 化工企业的从业人员劳动防护用品的配备以及使用期限可参照 AQ/T 3048—2013 附录 A 执行。

五、个体防护用品的使用管理

1. 建立个体防护用品配备标准

用人单位应根据不同的生产环境、工种，为作业人员配备相应的个体防护用品，明确发放周期，并根据发放标准配备、组织采购。

2. 个体防护用品的采购、验收

（1）要求生产厂商提供工业产品生产许可证、安全生产许可证，并尽可能得到原件，留存复印件。

（2）每件特种个体防护用品上应有生产厂商所在的省级个体防护用品监督检验机构发放的安全鉴定证。

（3）每件产品上应有产品合格证。产品合格证上至少提供以下信息：产品名称或产品标记、制造厂名、规格型号、生产日期、许可证编号。

（4）省级个体防护用品监督检验机构出具的与生产日期相符的批量检验报告或监督检查报告原件，留存复印件。

（5）经营单位应有省级安全生产监督管理部门统一核发的特种个体防护用品定点销售证书，否则为非法经营单位。

3. 个体防护用品的发放

（1）清楚地标出需要佩戴个体防护用品的场所。在生产作业现场，作出需要使用个体防护的标记或布置相应安全标志，有助于从业人员养成自觉使用个体防护用品的习惯。

（2）为从业人员提供具有足够防护能力的个体防护用品。识别每个场所的危害类型；确保使用正确类型的防护用品来防护工作场所的职业病危害；提供足够数量和正确类型的个体防护用品。

（3）选择适宜的易于维修的个体防护用品。选用的个体防护用品不仅要提供最好的防护功能，而且要使佩戴者感到舒适，并且易维护。使用不合适的个体防护用品将给使用者一种错误的安全感，这是很危险的，应避免。

4. 个体防护用品的使用

（1）企业应建立个体防护用品管理档案，并建立从业人员个体防护用品配发表。

（2）从业人员应按要求配备个体防护用品，上岗作业时应按要求正确穿（佩）戴个体防护用品。

（3）企业应定期对从业人员进行个体防护用品的正确佩戴和使用培训，保证从业人员 100% 正确使用。

（4）临时工、外来务工及参观、学习、实习等人员应按照规定穿（佩）戴个体防护用品。外来人员进入现场由企业提供符合安全要求的个体防护用品，或由企业与进入现场的单位签订相关协议，明确应配备使用的个体防护用品，并要求进入现场的人员正确穿着或佩戴。

（5）个体防护用品应在有效期内使用，对已不能起到有效防护作用的个体防护用品应及时更换；禁止使用过期和报废的个体防护用品。

5. 个体防护用品的使用期限和报废管理

1）使用期限

个体防护用品的使用期限与作业场所环境、个体防护用品使用频率、个体防护用品自身性质等多方面因素有关。一般来说，使用期限应考虑以下三个方面的影响：

（1）腐蚀程度。根据不同作业对个体防护用品的磨损可划分为重腐蚀作业、中腐蚀作业和轻腐蚀作业。腐蚀程度反映了作业环境和工种使用情况。

（2）损耗情况。根据防护功能降低的程度可分为易受损耗、中等受损耗和强制性报废。受损耗情况反映了防护用品的防护性能情况。

（3）耐用性能。根据使用周期可分为耐用、中等耐用和不耐用。耐用性能反映了个体防护用品的材质状况，如用耐高温阻燃纤维织物制成的阻燃防护服要比用阻燃剂处理的阻燃织物制成的阻燃防护服耐用。

2）报废管理

（1）个体防护用品的报废应按照个体防护用品的报废程序进行。

（2）符合下述条件之一的个体防护用品应报废：①个体防护用品在使用或保管储存时遭到破损或变形，影响防护功能的；②个体防护用品达到报废期限的；③所选用的个体防护用品经定期检验或抽查不合格的；④使用说明中规定的其他报废条件。

（3）对国家规定应进行定期强检的个体防护用品，如绝缘鞋、绝缘手套等，应按有效防护功能最低指标和有效使用期的要求实行强制定检；检测应委托具有检测资质的部门完成，并出具检测合格报告；对国家未规定应定期强检的个体防护用品，如安全帽、防护镜、面罩、安全带等，应按有效防护功能最低指标和有效使用期的要求对同批次的个体防护用品定期进行抽样检测。检测合格的方可继续使用，不合格的予以报废处理。

（4）报废后的个体防护用品应立即封存，建立封存记录，并采取妥善措施予以处理。

第八章
化工企业职业中毒与应急救援

化工企业主要从事化工产品的生产和开发，化工产品在加工、贮存、使用和废弃物处理等各个环节都有可能产生大量有毒物质而危及人类健康。

第一节　职　业　中　毒

一、可引起职业中毒的物质

1. 金属与类金属毒物

金属和类金属在工业上应用广泛，尤其在建筑、运输、电子、油漆、涂料和催化剂等生产过程中被大量使用。低剂量长时间接触金属和类金属的烟、雾、尘等引起的慢性毒性作用，是目前金属和类金属中毒的重点。常见的金属与类金属毒物包括铜、汞、银、铬、铅、镉、砷、磷、铋、锰等其他化合物。

2. 有毒气体

在劳动过程中接触到的能够对人体产生危害，导致人中毒的气体称为有毒气体。常见的有毒气体有一氧化碳、一氧化氮、硫化氢、氯气、氰化氢等。作业场所的有毒气体按其性质可分为刺激性气体和窒息性气体。常见的刺激性气体有氯、氨、光气、氮氧化物、氟化氢、二氧化硫、三氧化硫等，此类气体对眼、呼吸道黏膜和皮肤有刺激性作用，多具有腐蚀性。常见的窒息性气体包括一氧化碳、氰化物和硫化氢等，经人体吸入后会直接引起窒息。窒息性气体又分为单纯窒息性气体和化学窒息性气体，其中化学窒息性气体的中毒症状、急救措施较为复杂。

3. 有机溶剂

有机溶剂是一大类在生活和生产中广泛应用的有机化合物，常温下呈液态。有机溶剂能溶解一些不溶于水的物质，如油脂、蜡、树脂、橡胶、染料等，其特点是具有较大的挥发性，在溶解过程中溶质与溶剂的性质均不改变。有机溶剂按其化学结构分为芳香烃类、脂肪烃类、脂环烃类、卤代烃类、醇类、醚类、脂类、酮类、二醇衍生物及其他共十类。因其易挥发，人体接触有机溶剂多以吸入为主。

4. 苯及其衍生物

苯在常温下为带特殊芳香味的无色液体，极易挥发，易溶于乙醇、氯仿、乙醚、汽油、丙酮、二硫化碳等有机溶剂。苯被广泛应用于合成橡胶、塑料、染料等行业，在生产环境中常以蒸气形式由呼吸道进入人体，经皮肤吸收的情况很少，经消化道吸收很完全。甲苯、二甲苯等苯的衍生物多数均有芳香气味，容易挥发，经常作为溶剂或稀释剂用于油漆、喷漆皮革等行业，也可经呼吸道、皮肤和消化道吸收。

5. 高分子化合物

高分子化合物又名聚合物或共聚物，其分子量达几千至几百万，但其化学组成比较简单，均由一种或几种单体经聚合或缩聚而成。高分子化合物范围极广，包括塑料、合成纤维、合成橡胶、黏合剂、涂料、离子交换树脂等。高分子化合物的生产过程一般可分为四部分：基本的化工原料—合成单体—单体的聚合—聚合物的塑制和制品的应用。在每一个生产过程中，工人均可接触不同类型的化学毒物，而高分子化合物生产中的毒物主要来自前三个生产过程。高分子化合物生产中常见的毒物有二异氰酸甲苯酯、氯乙烯等。

6. 农药

农药是指用于消灭、控制危害农作物的害虫、病菌、杂草等其他有害动、植物和调节植物生长的各种药物，包括提高药物效力的辅助剂、增效剂等。农药的种类繁多，按其主要用途可分为杀虫剂、杀螨剂、杀菌剂、杀软体动物剂、杀线虫剂、杀鼠剂、除草剂、脱叶剂、植物生长调节剂等。其中以杀虫剂品种最多，用量最大。各种农药的毒性相差悬殊，有些制剂无毒或基本无毒，大部分为中毒或低毒，也有些品种为剧毒或高毒。职业性农药中毒主要发生在农药厂工人中，在我国常见的造成职业性农药中毒的农药有有机磷酸酯类农药和拟除虫菊酯类农药。

二、化学物质引起的职业中毒

（一）职业中毒的概念

所谓中毒，是指有毒物质进入体内，使组织细胞或功能遭到损害而引起的不健康或者其他病理现象。中毒会导致机能状态减弱或者失调，甚至危及生命。

职业中毒是指劳动者在职业劳动过程中由于接触职业性毒物所发生的中毒。职业性接触毒物是指工人在生产中接触以原料、成品、半成品、中间体、反应副产品和杂质等形式存在，并在操作时可以经呼吸道、皮肤或口进入人体而对健康产生危害的物质。

（二）职业中毒的类型

职业中毒的类型非常多，根据不同的划分方法，可将职业中毒划分为以下几种。

1. 按发生时间和过程分类

按照发生时间和过程，职业中毒可分为急性中毒、慢性中毒和亚急性中毒三种类型。

1）急性中毒

急性中毒是指大量毒物于短时间内侵入人体后突然发生的病变现象。急性中毒大多数是由于生产设备损坏、违反操作规程、无防护地进入有毒环境中进行紧急修理等引起的。

通常，未超过一次换班时间内发生的中毒称为急性中毒。不过，有一些急性中毒并不立刻发作，往往经过一定的短暂时间后才表现出明显症状，例如光气、氮的氧化物中毒等。

急性中毒具有突然性、扩散性、复杂性及特异性等特点。

（1）突然性：急性中毒常见于意外，多为突然发生。有时是高压气体从容器、设备漏出，可迅速使大片地区污染。因为它的突然性，在无防备或未经培训的人群中易扩大事故，造成严重后果。

（2）扩散性：化工企业经常有化学物质溢出，并向周围扩散。气体的扩散性受比重影响：比空气轻的气体可弥散于环境空气中，形成混合物，随气流分散，使毒害、爆炸、燃烧范围扩大；比空气重的气体扩散后，往往聚集在地表、沟渠或空气不太流通处，可长时间积聚不散，形成二次爆炸或中毒。

（3）复杂性与特异性：急性职业中毒发病突然，临床表现与接触毒物种类、浓度、接触时间有关，常呈现复杂的临床表现，危重者可出现多脏器损伤。如刺激性气体吸入中毒，以呼吸道损伤为主，但重症者可有持续低氧血症、感染、成人呼吸窘迫综合征、心脑肝肾损害等；亦可伴有皮肤灼伤、化学性眼炎等表现。

2）慢性中毒

慢性中毒是指小量的毒物持续或经常地侵入人体内逐渐发生病变的现象。职业中毒以慢性中毒最多见，慢性中毒的发生是毒物在人体内积蓄的结果。因此凡是在人体内有积蓄性的毒物都可能引起慢性中毒，如铅、汞、锰等。

慢性中毒症状往往要在从事有关生产几个月、几年甚至多年后才出现，而且早期症状往往都很轻微，故常被忽视而不能及时发现。因此，在职业活动中，预防慢性职业中毒实际上较急性职业中毒问题更为重要。

3）亚急性中毒

亚急性中毒介于急性中毒与慢性中毒之间，病变时间较急性中毒长，发病症状较急性中毒缓和，如二硫化碳、汞中毒等。

2. 按引起中毒的不同物质分类

按照引起中毒的不同毒物可以将职业中毒分为很多种，比如氨气中毒、硫化氢中毒、有机磷农药中毒、强酸和强碱中毒、一氧化碳中毒、水银中毒、急性甲醇中毒、苯中毒、急性硫化氢中毒、砷化物引起的食物中毒、氰化物中毒、铅中毒、甲醛中毒、环氧乙烷中毒等。我国《职业病分类和目录》中规定了60种毒物引起的职业中毒，其中最后一条为开放性条款。

（三）职业中毒事故特点

1. 突发性

有毒物质作用迅速，危及范围广，常常带来社会不稳定因素。它的发生往往是突发的和难以预料的。中毒途径主要是染毒空气、土壤、食物和水，经呼吸道、消化道、皮肤和黏膜摄入吸收毒物而中毒。

2. 群体性

由于中毒事故多发生于公共场所，来源于同一污染源，因此容易出现同一区域的群体性中毒等。瞬间可能出现大批化学中毒，需要同时救护，按常规医疗办法无法完成任务。这时应根据病人情况进行鉴别分类，紧急疏散。

3. 紧迫性

导致中毒事故的很多化学物质毒性较大，可导致突然死亡，但大部分毒物中毒过程往往呈进行性加重，有的可能造成亚急性中毒或具有潜伏期。因此，若在短时间内实施救治和毒物清除，救助成功的希望较大。

4. 快速性和高度致命性

硫化氢、氮气、二氧化碳在较高浓度下均可于数秒钟内使人发生"电击样"死亡。其机制一般认为与急性反应性喉痉挛、反应性延髓中枢麻痹或呼吸中枢麻痹等有关。

5. 复杂性

中毒事故有时初期很难确定是何种物质中毒，毒物检验鉴定需要一定的设备和时间，大部分中毒是根据现场情况和临床表现而进行判断，容易出现误诊误治。中毒现场救治又需要具有防护能力的医学救治队伍，否则容易造成医务人员中毒，而且绝大多数化学毒物没有特效解毒剂，往往需要较强的综合救治能力，如生命体征监护、呼吸支持、高压氧和血液净化等特殊手段。即使有特效解毒剂，由于平时使用较少，一般医院不储备，国家和地方也储备不足，因而经常出现千里送药或动用国家仅有的少量药品，甚至是临时生产。

6. 作用时间长

中毒事故后化学毒物的作用时间比较长，消失较为困难，有持久性特点。表现为毒物毒性内在的持久效应、合并的精神作用和造成的社会影响。由于造成中毒的染毒空气、土壤和水中存在的毒物，以及进入人体内的毒物稀释、排泄或解毒需要一定的手段和时间，因此在未采取有效处置措施和防护措施的情况下，可能会出现二次中毒。

三、职业中毒事故的应急救援

1. 应急救援的原则

职业中毒事故应急救援工作应在预防为主的前提下，贯彻统一指挥，分级负责，区域为主，单位自救与社会救援相结合的原则。

（1）统一指挥的原则。危险化学品事故的抢险救灾工作必须在危险化学品生产安全应急救援指挥中心的统一领导、指挥下开展。应急预案应当贯彻统一指挥的原则。各类事故具有意外性、突发性、扩张迅速、危害严重的特点，因此，救援工作必须坚持集中领导。因为在紧急情况下，多头领导会导致一线救援人员无所适从，贻误战机。

（2）充分准备、快速反应、高效救援的原则。针对可能发生的危险化学品事故，做好充分准备；一旦事故发生，快速作出反应，尽可能减少应急救援组织的层次，以利于救援信息的快速传播，减少信息的失真，提高救援效率。

（3）生命至上的原则。应急救援的首要任务是不惜一切代价维护人员生命安全。事故发生后，首先应当保护学校学生、医院病人、体育场馆游客和所有无关人员安全撤离现场，转移到安全地点。

（4）单位自救和社会救援相结合的原则。在确保单位人员安全的前提下，应急救援应当体现单位自救和社会救援相结合的原则。单位熟悉自身各方面情况，又身处事故现场，有利于初期事故的救援，将事故消灭在初始状态。单位救援人员即使不能完全控制事故的蔓延，也可以为外部救援赢得时间。事故发生初期，事故单位应按照灾害预防和处理规范积极组织救援，并迅速组织遇险人员沿避灾路线撤离，防止事故扩大。

（5）分级负责、协同作战的原则。各级政府、有关部门和危险化学品单位及相关单位按照各自的职责分工实行分级负责、各尽其能、各司其职，做到协调有序、资源共享、快速反应，积极做好应急救援工作。

（6）科学分析、规范运行、措施果断的原则。科学分析是做好应急救援的前提，规范运行是应急预案能够有效实施的保证，针对事故现场果断决策采取不同的应对措施是保证救援成功的关键。

（7）安全抢险的原则。在事故抢险过程中，应采取切实有效的措施，确保抢险救护人员的安全，严防抢险过程中发生二次事故。

2. 职业中毒事故应急救援的基本任务

（1）控制危险源。及时控制造成事故的危险源是应急救援工作的首要任务，只有及时控制住危险源，防止事故继续扩展，才能及时、有效地进行救援。特别对发生在城市或人口稠密地区的化学事故，应尽快组织工程抢险队与事故单位技术人员一起及时堵源，控制事故继续扩展。

（2）抢救受害人员。抢救受害人员是应急救援的重要任务。在应急救援行动中，及时、有序、有效地实施现场急救与安全转送伤员是降低伤亡率，减少事故损失的关键。

（3）指导群众防护，组织群众撤离。由于化学事故发生突然、扩散迅速、涉及范围广、危害大，应及时指导和组织群众采取各种措施进行自身防护，并向上风向迅速撤离出危险区或可能受到危害的区域。在撤离过程中应积极组织群众展开自救和互救工作。

（4）做好现场清洁，消除危害后果。对事故外逸的有毒有害物质以及可能对人和环境继续造成危害的物质，应及时组织人员予以清除，消除危害后果，防止对人的继续危害和对环境的污染。

（5）查清事故原因，估算危害程度，向有关部门和社会媒介提供翔实情报。事故发生后应及时调查事故的发生原因和事故性质，估算事故的危害波及范围和危害程度，查明人员伤亡情况，做好事故调查。

3. 职业中毒事故应急救援的基本形式

（1）事故单位自救。事故单位自救是化学事故应急救援最基本、最重要的救援形式，这是因为事故单位最了解事故的现场情况，即使事故危害已经扩大到事故单位以外区域，事故单位仍须全力组织自救，特别是尽快控制危险源。

（2）对事故单位的社会救援。对事故单位的社会救援主要是指重大或灾害性化学事故，事故危害虽然局限于事故单位内，但危害程度较大或危害范围已经影响周围邻近地区，依靠本单位以及消防部门的力量不能控制事故或不能及时消除事故后果而组织的社会救援。

（3）对事故单位以外危害区域的社会救援指事故危害超出本事故单位区域，其危害程度较大或事故危害跨区、县或需要各救援力量协同作战而组织的社会救援。

4. 应急救援工作的特点与基本要求

危险化学品应急救援工作的特点主要体现在救援困难，组织指挥任务艰巨。化学事故发生后，救援行动将围绕切断（控制）事故源、控制污染区、抢救重度人员、采样检测、组织污染区居民防护或撤离、对污染区实施洗消等任务开展，难度大，要求高。同时，为了有效实施救援，还必须对参加抢险救援的队伍实行统一的组织指挥，并认真搞好通信、交通、运输、急救、物资、气象、生活等各项保障。组织指挥难度很大，稍有不慎极易造成严重后果。

四、职业中毒的应急处置

（1）安全进入毒物污染区。对于高浓度的硫化氢、一氧化碳等毒物污染区，必须先予以通风。参加救护人员需佩戴供氧式防毒面具。其他毒物也应采取有效防护措施方可入内救护，同时应佩戴相应的防护用品、氧气分析报警仪和可燃气体报警仪。

（2）切断毒物来源。救护人员进入现场后，除对中毒者进行抢救外，同时应侦查毒物来源，并采取果断措施切断其来源，如关闭泄漏管道的阀门、堵加盲板、停止加送物料、堵塞泄漏设备等，以防止毒物继续外溢。对于已经扩散出来的有毒气体或蒸气应立即启动通风排毒设施或开启门窗，以降低有毒物质在空气中的含量，为抢救工作创造有利条件。

（3）彻底清除毒物污染，防止继续吸收。救护人员进入现场后，应迅速将中毒者转移至有新鲜空气处，并解开中毒者的颈、脑部纽扣及腰带，以保证呼吸通畅。同时对中毒者要注意保暖和保持安静，严密注意中毒者神志、呼吸状态和循环系统的功能。救护人员脱离污染区后，应立即脱去受污染的衣物。对于皮肤、毛发甚至指甲缝中的污染，都要注意清除。对能由皮肤吸收的毒物及化学灼伤，应在现场用大量清水或其他备用的解毒、中和液冲洗。毒物经口侵入体内，应及时彻底洗胃或催吐，除去胃内毒物，并及时以中和、解毒药物减少毒物的吸收。

（4）迅速抢救生命。中毒者脱离染毒区后，应立即着手急救。心脏停止跳动的，立即拳击心脏部位的胸壁或作胸做心脏按压；直接对心脏注射肾上腺素或异丙肾上腺素，抬高下肢使头部低位后仰。对呼吸停止者立即做人工呼吸，最好用口对口吹气法。剧毒品不宜用口对口吹气法时，可使用史氏人工呼吸法。人工呼吸与胸外心脏按压可同时交替进行，直至恢复自主心搏和呼吸。急救操作不可动作粗暴，以免造成新的损伤。眼部溅入毒物，应立即用清水冲洗，或将脸部浸入满盆清水中，睁眼并不断摆动头部，稀释洗去毒物。

（5）及时解毒和促进毒物排出。发生急性中毒后应及时采取各种解毒及排毒措施，降低或消除毒物对机体的作用。如采用各种金属配位剂与毒物的金属离子配合成稳定的有机配合物，随尿液排出体外。

毒物经口引起的急性中毒，若毒物无腐蚀性，应立即用催吐或洗胃等方法清除毒物。对于某些毒物亦可使其变为不溶的物质以防止其吸收，如氧化钡、碳酸钡中毒，可口服硫酸钠，使胃肠道尚未吸收的钡盐成为硫酸钡沉淀而防止吸收。氨、铬酸盐、铜盐、汞盐、羧酸类、醛类、酯类中毒时，可给中毒者喝牛奶、生鸡蛋等缓解剂。烷烃、苯、石油醚中毒时，可给中毒者喝一汤匙液状石蜡和一杯含硫酸镁或硫酸钠的水。一氧化碳中毒应立即吸入氧气，以缓解机体缺氧并促进毒物排出。

（6）送医院治疗。经过初步急救后，速送医院继续治疗。

第二节　应　急　救　援

一、应急救援组织机构

存在和产生急性、毒性化学物质，导致急性职业伤害的企业均应建立应急救援组织，编制应急救援预案。

1. 成立应急救援组织机构

企业应成立应急救援指挥部，总经理担任总指挥，各分管副总经理任副总指挥。成员由安全管理部、生产调度室、后勤管理部、技术管理部、设备材料部、经济保卫科、职业病危害防治科等相关部门负责人构成。职业病危害事故应急救援指挥部设于职业病危害防治管理科。应急救援相关人员备有通信联络簿，以便应急救援时随时联系。

发生重大职业病危害事故时，指挥部负责应急人员、资源配置、应急队伍的调度指挥；组织指挥救援队伍实施救援行动；向上级汇报以及向友邻单位通报事故情况，必要时向有关单位发出救援请求；发布和解除应急救援命令、信号；组织事故调查，总结应急救援经验教训。

具体执行时，总指挥组织指挥事故现场的应急救援工作；副总指挥协助总指挥负责应急救援的具体指挥工作；当总指挥不在现场时，由总指挥指定的副总指挥行使总指挥职责。应急救援办公室负责：①按应急救援总指挥、副总指挥的指令，按程序向有关部门报送重大职业病危害事故应急救援响应信息；保持与有关单位的通信联络；协调有关部门参与应急救援和紧急处置、应急人员安全防护、职工群众安全疏散、后期处置等工作；②根据职业病危害事故对社会的影响情况，在应急救援领导小组授权后，按职业病危害事故等级向社会发布"蓝、黄、红、橙"警报；③协调有关部门参与救护医疗、应急保障以及动员社会力量参与应急救援等外围支援工作；④跟踪重大职业病危害事故应急救援工作全过程，总结应急救援响应工作的经验教训；⑤参与重大职业病危害事故的调查工作；⑥重大职业病危害事故应急救援响应工作结束后，负责应急救援响应工作报告的起草工作。

2. 应急救援响应程序

1）先期处置

（1）指挥部办公室接到报警后，命令事故单位快速查明、汇报发生职业病危害事故的地点、范围等情况后，立即向值班领导及总经理汇报，由值班领导或总经理宣布启动应急预案；同时立即通知各相关人员到指挥部集合，并向所在地安全生产监督管理部门报告；通知医疗救护队伍和各专业队伍迅速赶往职业病危害事故现场。

（2）指挥部成员到达指挥部后，立即对事故单位的情况进行调查了解，根据职业病危害事故性质和规模，通知办公室迅速向上级部门报告职业病危害事故情况，需请求友邻单位、部门支援的立即联系救援事宜；各副总指挥根据总指挥的命令按各自分管部门安排救援任务。

（3）事故单位向公司提出应急救援所需的人力、物力时，总指挥应根据实际情况向各分管副总指挥下达调度指令，调派医疗、救护、保卫等相关人力、物力迅速就位，并亲自或指派专家组迅速赶往事故单位进行现场督导，如有必要可接管现场应急救援指挥权。

2）处置措施

发生职业病危害事故时，公司应根据情况立即采取以下紧急措施：

（1）停止导致职业病危害事故的作业，控制事故现场，防止事态扩大，把事故危害降到最低限度。

（2）疏通应急撤离通道，撤离作业人员，组织泄险。

（3）保护事故现场，保留导致职业病危害事故的材料、设备和工具等。

（4）对遭受或者可能遭受职业病危害的劳动者，及时组织救治，进行健康检查和医学观察。

（5）按照规定进行事故报告。

（6）配合监管部门进行调查，按照有关部门的要求如实提供事故发生情况、有关材料和样品。

（7）落实监管部门要求采取的其他措施。

（8）工会组织在发生职业病危害事故时，有权参与事故调查处理；发现危及劳动者生命健康的情形时，有权向单位建议组织劳动者撤离危险现场，公司应立即给予正面回应并作出处理。

3）后期处理

（1）当职业病危害事故得到控制后，立即成立职业病危害事故专家调查组，调查职业病危害事故发生原因和研究制定防范措施，调查完成后要出具事故调查报告，对责任事故严肃追究。

（2）向上级领导或单位汇报事故情况及处置结果。

（3）工会组织人力对受灾人员进行安抚、慰问，并督促落实受灾人员的相关待遇。

（4）向社会及新闻单位公布事故情况。

（5）其他后期安置。

3. 职业病危害事故的应急救援保障措施

（1）对可能发生急性职业损伤的有毒、有害工作场所，设置报警装置，配置现场急救用品、冲洗设备、应急撤离通道和必要的泄险区，主要是：

① 在易发生事故及急性中毒的工作场所配备必要的紧急救护设备，如必要的防毒口罩、防护手套、防护服、防毒面具、急救药品等。

② 在有毒化学性气体（如 CO、SO_2、NH_3 等）可能泄漏的工作岗位设置气体浓度报警仪，划出泄险区与疏散通道。

③ 定期检查应急通风管道和通风口的有效性，保证通风有效。

（2）定期组织职工进行有害气体中毒、高温中暑的自救互救、安全操作及个体防护用品有效使用等方面的培训，并抓好预案的演练，提高员工的应急处置及自救互救能力。

二、应急救援设施

《使用有毒物品作业场所劳动保护条例》规定，从事使用高毒物品作业的用人单位，应当配备应急救援人员和必要的应急救援器材、设备，制定事故应急救援预案，并根据实际情况变化对应急救援预案适时进行修订，定期组织演练。使用有毒物质的作业场所设置有效的通风装置；可能突然泄漏大量有毒物品或者易造成急性中毒的作业场所，应设置自动报警装置和事故通风设施；作业场所应当设置黄色区域警示线、警示标识和中文警示说明。警示说明应当载明产生职业中毒危害的种类、后果、预防以及应急救治措施等内容。高毒作业场所应当设置红色区域警示线、警示标识和中文警示说明，并设置报警设备，还应设置应急撤离通道和必要的泄险区。

1. 应急救援设施的概念

应急救援设施是指在工作场所设置的报警装置、现场应急用品、洗眼器、喷淋装置等冲洗设备和强制通风设备，以及应急救援中使用的通信、运输设备等。主要用于可能发生急性职业损伤的工作场所，是突发事件的最后一张牌。

应急救援设施主要包括：检测报警装置、强制通风设施、现场紧急处置设施、急救或损伤紧急处置用品。

2. 应急救援设施的设置要求

1）检测报警装置

（1）在生产中可能突然溢出大量有害物质或易造成急性中毒或易燃易爆的化学物质的室内作业场所，应设置与事故排风系统相连的泄漏报警装置。

（2）应结合生产工艺和毒物特性，在有可能发生急性职业中毒的工作场所，根据自动报警装置技术发展水平设计自动报警装置。

（3）检测报警点应依据《工作场所有毒气体检测报警装置设置规范》（GBZ/T 223—2009）的要求，设在存在、生产或使用有毒气体的工作地点，包括可能释放高毒、剧毒气体的作业场所，可能大量释放或容易聚集的其他有毒气体的工作地点。

（4）应设置有毒气体检测报警仪的工作地点，宜采用固定式，当不具备设置固定式的条件时，应配置便携式检测报警仪。

（5）毒物报警值应根据有毒气体毒性和现场实际情况至少设警报值和高报值。预报值为 MAC 或 PC – STEL 的 1/2，无 PC – STEL 的化学物质，预报值可设在相应超限数值的 1/2；警报值为 MAC 或 PC – STEL 值，无 PC – STEL 的化学物质，警报值可设在相应的超限倍数值；高报值应综合考虑有毒气体毒性、作业人员情况、事故后果、工艺设备等各种因素后设定。

2）事故通风装置（又称强制通风设施）

事故通风装置是用于有毒气体、易挥发性溶剂等发生逸散、泄漏等的工作场所，为避免有害气体等的聚集而造成人员进一步伤害，所设置的与有害物质逸散或泄漏等相关联的事故通风设备设施。

（1）事故通风宜由经常使用的通风系统和事故通风系统共同保证，但在发生事故时，必须保证能提供足够的通风量。事故通风的风量宜根据工艺设计要求通过计算确定，但换气次数不宜小于 12 次/h。

（2）事故通风机的控制开关应分别设置在室内、室外便于操作的地点。

（3）事故排风的进风口，应设在有害气体或有爆炸危险物质放散量可能最大或聚集最多的地点。对事故排风的死角处，应采取导流措施。

（4）事故排风装置排风口的设置应尽可能避免对人员的影响：①事故排风装置的排风口应设在安全处，远离门、窗及进风口和人员经常停留或经常同行的地点；②排风口不得朝向室外空气动力阴影区和正压区；③此外，对于放散有爆炸危险的可燃气体、粉尘或气溶胶等物质的工作场所，应设置防爆通风系统或事故排风系统。

3）现场紧急处置设施

现场紧急处置设施主要是指用于处置喷溅于劳动者皮肤黏膜上的有毒、有害物质，避免急性职业损伤进一步加剧的设备设施，常见的有喷淋装置和洗眼器等冲洗设备设施。

（1）喷淋、洗眼设施应靠近可能发生相应事故的工作地点。

（2）喷淋、洗眼设施应保证连续供水。

（3）应有清晰的标识。

（4）服务半径应小于 15 m。

4）急救或损伤紧急处置用品

急救或损伤紧急处置用品是指劳动者发生急性职业损伤后，用于急救的药品或紧急处置劳动者伤口、损伤的皮肤黏膜等的用品以及急救用药品等。包括针对某一类型特定化学物中毒的急救药品，剪刀、镊子、胶带、纱布、棉签、创可贴、生理盐水、医用酒精等紧急处置用品，用于中和酸碱的常用碱性药液等，急救箱配置可参照表 8-1。

（1）急救箱应当设置在便于劳动者取用的地点。

（2）应有清晰的标识，由专人负责定期检查和更新。

表 8-1 急救箱配置一览表

序号	药 品 名 称	储存数量	用　途
1	医用酒精	1 瓶	消毒伤口
2	新洁尔灭	1 瓶	消毒伤口
3	过氧化氢溶液	1 瓶	清洗伤口
4	0.9% 的生理盐水	1 瓶	清洗伤口

表 8-1（续）

序号	药品名称	储存数量	用　途
5	2% 碳酸氢钠	1 瓶	处置酸灼伤
6	2% 醋酸或 3% 硼酸	1 瓶	处置碱灼伤
7	解毒药品	按实际需要	职业中毒处置
8	脱脂棉花、棉签	2 包、5 包	清洗伤口
9	脱脂棉签	5 包	清洗伤口
10	中号胶布	2 卷	粘贴绷带
11	绷带	2 卷	包扎伤口
12	剪刀	1 个	急救
13	锤子	1 个	急救
14	医用手套、口罩	按实际需要	防止施救者被感染
15	烫伤软膏	2 支	消肿（烫伤）
16	保鲜纸	2 包	包裹烧伤、烫伤部位
17	创可贴	8 个	止血护创
18	伤湿止痛膏	2 个	瘀伤、扭伤
19	冰袋	1 个	瘀伤、肌肉拉伤或关节扭伤
20	止血带	2 个	止血
21	三角巾	2 包	受伤的上肢、固定敷料或骨折处等
22	高分子急救夹板	1 个	骨折处理
23	眼药膏	2 支	处理眼睛
24	洗眼液	2 支	处理眼睛
25	防暑降温药品	5 盒	夏季防暑降温
26	体温计	2 支	测体温
27	急救、呼吸气囊	1 个	人工呼吸
28	雾化吸入器	1 个	应急处置
29	急救毯	1 个	急救
30	手电筒	2 个	急救
31	急救使用说明	1 个	

第八章　化工企业职业中毒与应急救援

三、常见职业中毒的应急处置

1. 铅中毒

急救措施：口服中毒者，可立即给予大量浓茶或温水，刺激咽部以诱导催吐，然后给予牛奶、蛋清、豆浆以保护胃黏膜。对腹痛者可热敷或口服阿托品 $0.5 \sim 1.0$ mg；对昏迷者应及时清除口腔内异物，保持呼吸道通畅，防止异物误入气管或呼吸道引起窒息。经现场急救后，立即送医院抢救。

防护措施：降低生产环境中铅的浓度，使之达到卫生标准是预防铅中毒的关键，同时应加强个体防护。

泄漏处置：切断火源。戴好防毒面具，穿好消防防护服。用干净的铲子收集于干燥洁净有盖的器皿中，用水泥、沥青或者适当的热塑性材料固化处理再废弃。用干砂土混合后倒至空旷地掩埋，被污染的地面用肥皂或洗涤剂刷洗，污水排入废水系统。

2. 汞中毒

急救措施：口服中毒者，应及时用碳酸氢钠溶液或温水洗胃催吐，然后口服牛奶、蛋清或豆浆，以吸附毒物。需注意的是，切忌用盐水，否则有增加身体对汞吸收的可能。吸入汞中毒者，应立即撤离现场，换至空气新鲜、通风良好处，有条件的还应吸氧。吞咽困难者应禁食，口服绿豆汤、豆浆、麻油三种物质混合的液体。注重口腔护理，对抽搐、昏迷者，应及时清除口腔内异物，保持呼吸道通畅。

防护措施：改革工艺，控制工作场所空气中的汞浓度，加强个体防护，建立卫生操作制度。

泄漏处置：关掉室内所有的加热装置，以减少汞蒸发；打开窗户，充分换气；收集散落的汞。禁止将收集的汞液倒入下水道，以免污染地下水源。可撒些硫黄粉，以降低汞液的毒性。硫黄粉与汞液结合可形成难以挥发的硫化汞化合物，从而防止汞液对人体可能造成的伤害。

3. 锰中毒

急救措施：首先用简单方法催吐。对已发生呕吐的患者应多次饮清水或盐水使其反复呕吐。急性锰中毒患者应尽快送医院进行洗胃。在催吐或彻底洗胃后，可由胃管注入或口服泻剂，使已进入肠腔的毒物迅速排出。已有严重脱水患者、强腐蚀性中毒者及孕妇禁止导泻。

防护措施：预防锰中毒的主要方法是加强通风排毒和个体防护。接触锰的工人应采取防尘措施和佩戴防毒口罩，勤换衣服，勤洗澡，禁止在工作场所吸烟和进食。

泄漏处置：隔离泄漏污染区，周围设警示标志，切断电源。建议应急处理人员戴好防毒面具，穿一般消防防护服。避免扬尘，使用无火花工具收集于干燥洁净有盖的容器中，转移回收。

4. 氨中毒

急救措施：迅速脱离现场至空气新鲜处，保持呼吸道通畅；呼吸困难时给输氧，呼吸停止者立即进行人工呼吸，并就医。

防护措施：车间空气中 NH_3 的短时间接触容许浓度为 30 mg／m³，超标时必须佩戴防毒口罩。紧急事态抢救或逃生时建议佩戴自给式呼吸器。

泄漏处置：迅速撤离泄漏污染区人员至上风处，并隔离直至气体散尽，切断火源；建议应急处理人员戴正压自给式呼吸器，穿厂商特别推荐的化学防护服（完全隔离）；切断气源，高浓度泄漏区喷含盐酸水雾中和、稀释、溶解，然后抽排（室内）或强力通风（室外），也可以将残余气体或漏出气用排风机送至水洗塔或与塔相连的通风橱内。

5. 氯气中毒

急救措施：中毒后应立即使患者脱离中毒环境，急救者进现场应注意自身保护，有条件的应戴供氧式防毒面罩。患者体表或眼内被污染者，应在脱除其衣物后立即持续清洗，给患者吸新鲜空气。凡有刺激症状者均应静卧、保暖，密切观察 24 h，并予以吸氧，必要时应定时拍摄 X 射线胸片观察。凡有喉、支气管痉挛者，应给氨茶碱缓慢静脉注射及雾化吸入氢化可的松等。

防护措施：氯气的各项生产工艺尽量密闭化、管道化、自动化。氯气作业人员应配备个体防护用品，严禁有职业禁忌的人员作业。

泄漏处置：发生氯气泄漏时，救援人员应尽可能切断泄漏源，合理通风，加速扩散；用喷雾状水稀释，溶解氯气，妥善处理漏气容器。

6. 氮氧化物中毒

急救措施：急性中毒患者应迅速脱离中毒现场，静卧、保暖。立即吸氧，并给予对症处理。对密切接触者需观察 24 ~ 72 h，注意病情变化并给予适当治疗。积极防治肺水肿，早期给予足量糖皮质激素；注意保持呼吸道通畅，可给予 1% 二甲硅油消泡气雾剂，必要时可行气管切开、正压给氧。为预防阻塞性毛细支气管炎，可酌情延长糖皮质激素的使用时间。预防、控制感染，纠正电解质紊乱及酸中毒。

防护措施：对生产场所中可能产生氮氧化物的设备，应定期维修；加强氮氧化物危害场所通风排毒；生产企业应加强对员工的防毒教育，做好肺水肿抢救的各项准备，定期检查等。

7. 一氧化碳中毒

急救措施：迅速脱离现场至空气新鲜处，呼吸困难时给输氧，呼吸及心跳停止者立即进行人工呼吸和心脏按压术，并就医。

防护措施：车间空气中 CO 的短时间接触容许浓度为 30 mg/m³，超标时必须戴防毒面具；紧急事态抢救或逃生时建议佩戴正压自给式呼吸器。

泄漏处置：迅速撤离泄漏污染区人员至上风处，并隔离直至气体散尽，切断火源；建议应急处理人员戴正压自给式呼吸器，穿一般消防防护服；切断气源，喷雾状水稀释、溶解，抽排（室内）或强力通风（室外）；如有可能，将漏出气用排风机送至空旷地方或装设适当喷头烧掉，也可以用管路导至炉中、凹地焚烧。

8. 硫化氢中毒

急救措施：迅速脱离现场至空气新鲜处，呼吸困难时给输氧，呼吸停止者立即进行人工呼吸（勿用口对口），并就医。

防护措施：车间空气中 H_2S 的最高允许浓度为 10 mg/m³，超标时必须戴防毒面具，紧急事态抢救或逃生时建议佩戴正压自给式呼吸器。

泄漏处置：迅速撤离泄漏污染区人员至上风处，并隔离直至气体散尽，切断火源；建议应急处理人员戴自给式呼吸器，穿一般消防防护服；切断气源，喷雾状水稀释、溶解，注意收集并处理废水，抽排（室内）或强力通风（室外）；如有可能，将残余气体或漏出气用排风机送至水洗塔或与塔相连的通风橱内或使其通过三氯化铁水溶液。

9. 二氧化硫

急救措施：吸入，迅速脱离现场至空气新鲜处，保持呼吸道通畅，如呼吸困难给输氧，如呼吸停止立即进行人工呼吸，并就医；误食，饮足量温水，催吐，并就医；皮肤接触，脱去被污染的衣着，用清水彻底冲洗皮肤；眼睛接触，提起眼睑，用流动清水或生理盐水冲洗，并就医。

防护措施：呼吸系统防护，空气中二氧化硫浓度超标时，必须佩戴自吸过滤式防毒面具（全面罩），紧急事态抢救或撤离时建议佩戴正压自给式呼吸器；身体防护，穿聚乙烯防毒服；手防护，戴橡胶手套；其他防护，工作现场禁止吸烟、进食和饮水，工作完毕淋浴更衣，保持良好的卫生习惯。

泄漏处置：一旦发生泄漏，迅速撤离泄漏污染区人员至上风处，并立即隔离150 m，严格限制出入，切断火源；应急处理人员戴正压自给式呼吸器，穿防静电工作服；尽可能切断泄漏源，合理通风，加速扩散，喷雾状水稀释、溶解。

10. 氰化氢中毒

急救措施：立即脱离现场，就地及时治疗；脱离现场后应脱去被污染的衣着，清洗被污染的皮肤，同时应用解毒剂；呼吸、心搏骤停者，按心脏复苏方案治疗；应用解毒剂，如 4 - 二甲基氨基苯酚等，对其他症状进行对症治疗。

防护措施：严格遵守操作规程，普及防毒和急救的知识；加强个体防护，处理事故及进入现场抢救时，应佩戴防毒面具；含氢废气、废水应处理后排放。

泄漏处置：用水稀释、降解泄漏物浓度，防止泄漏物向重要目标或危险源扩散。

11. 有机溶剂中毒

急救措施：发生中毒事故区域（特别是下风向）的人员应尽快撤离或就地躲避在建筑物内；立即将病人移到空气新鲜的地方，脱去被污染的衣着，迅速用大量清水和肥皂水清洗被污染的皮肤，同时要注意保暖；眼内污染者，用清水至少持续冲洗 10 min；对呼吸、心跳停止者立即施行人工呼吸和胸外心脏按压，有条件的可肌内注射呼吸兴奋剂等；昏迷者针刺人中、十宣、涌泉等穴位，迅速送往医院抢救和进行后续治疗。

防护措施：加强密闭和通风，减少有机溶剂的逸散和蒸发；生产场所尽量采用自动化和机械化，减少人员直接接触的机会；存在有机溶剂毒害的场所应使用个体防护用品，如防毒口罩或防护手套；皮肤黏膜受污染时，应及时冲洗干净；勿用污染的手进食或吸烟，勤洗手、洗澡与更衣；相关场所的工人应定期进行健康检查，及早发现中毒征象，并进行相应的治疗和严密的动态观察。

泄漏处置：立即疏散现场人员，利用合理方式对有机溶剂进行收集和处理，对现场进行清洗和消毒。

12. 苯中毒

急救措施：迅速脱离现场至空气新鲜处，保持呼吸道通畅；呼吸困难时给输氧，呼吸及心跳停止者立即进行人工呼吸和心脏按压术，并就医。

防护措施：车间空气中苯的短时间接触容许浓度为 10 mg/m³，超标时佩戴防毒面具；紧急事态抢救或逃生时应该佩戴自给式呼吸器。

泄漏处置：疏散泄漏污染区人员至安全区，禁止无关人员进入污染区，切断火源；应急处理人员戴自给式呼吸器，穿一般消防防护服，在确保安全的情况下堵漏；喷水雾会减少蒸发，但不能降低泄漏物在受限制空间内的易燃性；用活性炭或其他惰性材料吸收，然后使用无火花工具收集运至废物处理场所处置。

13. 甲苯及二甲苯中毒

急救措施：若吸入较高浓度的甲苯或二甲苯蒸气，患者应立即脱离现场至空气新鲜处；有症状者给予吸氧，密切观察病情变化；直接吸入液体者应吸氧，应用抗生素预防肺部感染，对症处理；如出现全身症状，需及时处理；食入者应饮足量温水，催吐后就医；如果是经皮肤接触，应脱去被污染的衣着，用肥皂水和清水彻底冲洗皮肤；如果是眼睛接触，应提起眼睑，用流动的清水或生理盐水冲洗，并迅速就医。

防护措施：降低空气中的甲苯和二甲苯浓度；通过改革工艺和密闭通风，将空气中的甲苯、二甲苯浓度控制在国家卫生标准以下，加强对作业人员的健康检查；做好就业前和定期的健康检查工作，作业人员加强个体防护。

泄漏处置：迅速撤离泄漏污染区人员至安全区，并进行隔离，严格限制出入，切断火源；建议应急处理人员戴正压自给式呼吸器，穿消防防护服；尽可能切断泄漏源，防止进入下水道、排洪沟等限制性空间；用防爆泵转移至槽车或专用收集器内，回收或运至废物处理场所处置；迅速将被甲苯污染的土壤收集起来，转移到安全地带；对污染地带沿地面加强通风，蒸发残液，排除蒸气；迅速筑坝，切断受污染水体的流动，并用围栏等限制水面二甲苯的扩散。小量泄漏：用活性炭或其他惰性材料吸收；也可以用不燃性分散剂制成的乳液刷洗，洗液稀释后放入废水系统。大量泄漏：构筑围堤或挖坑收容；用泡沫覆盖，抑制蒸发。

14. 苯胺中毒

急救措施：迅速将患者移出现场，除去被苯胺污染的衣服，用 75% 的酒精或温肥皂水反复擦洗被污染的皮肤，防止继续吸入人体；给予特殊解毒剂，高铁血红蛋白浓度在30%～40%时，应使用治疗高铁血红蛋白症的特殊解毒剂——美蓝，其他症状对症治疗。

防护措施：改革生产工艺和设备，尽量用低毒、无毒代替有毒的新工艺方法，如用硝基苯加氢法代替铁粉还原法生产苯胺，可杜绝作业人员因进入反应锅内去除铁泥而引起的急性中毒；生产设备密闭化、自动化，加强通风，以便车间空气中苯胺浓度保持在最高容许浓度以下；加强设备检修，遵守操作规程，防止生产中的"跑、冒、滴、漏"；加强个体防护，作业人员应穿防护衣靴；定期体检和就业前体检，凡有肝肾疾病、血液病、葡萄糖－6－磷酸脱氢酶缺陷者，以及慢性皮肤病损，如慢性湿疹者，不宜从事接触苯胺作业。

泄漏处置：迅速撤离泄漏污染区人员至安全区，并进行隔离，严格限制出入，切断火源；应急处理人员戴正压自给式呼吸器，穿防毒服，不要直接接触泄漏物；尽可能切断泄漏源，防止流入下水道、排洪沟等限制性空间；喷雾状水或泡沫冷却和稀释蒸气、保护现场人员；用泵转移至槽车或专用收集器内，回收或运至废物处理场所处置。少量泄漏：用砂土或其他不燃材料吸附或吸收。大量泄漏：构筑围堤或挖坑收容。

15. 三硝基甲苯中毒

急救措施：皮肤接触中毒时，立即脱去被污染的衣着，用清水彻底冲洗接触部位；眼睛接触时，应立即提起眼睑，用大量流动的清水或生理盐水冲洗；吸入三硝基甲苯蒸气时，应使患者迅速脱离现场至空气新鲜处；注意保暖，呼吸困难时给患者输氧；呼吸及心跳停止者立即进行人工呼吸和心脏按压术并及时就医；食入时，应让误服者漱口、饮水，洗胃后口服活性炭，再给予导泻并及时就医。

防护措施：降低作业环境中的三硝基甲苯粉尘及蒸气的浓度；工作时要穿"三紧"工作服，工作后彻底淋浴；可用10%亚硫酸钾肥皂洗浴、洗手，该品遇三硝基甲苯变为红色，将红色全部洗净，表示皮肤污染已洗去；也可用浸过酒精、氢氧化钠溶液（9∶1）的棉球擦手，如不出现黄色，则表示三硝基甲苯污染已清除。

泄漏处置：隔离泄漏污染区，周围设警告标志，切断火源；应急处理人员戴防毒面具，穿化学防护服；冷却，防止震动、撞击和摩擦，避免扬尘，使用无火花工具小心扫起，转移到安全场所；也可以用大量清水冲洗，洗水稀释后排入废水系统；如大量泄漏，用水润湿，然后收集、转移、回收或无害处理后废弃。

16. 二异氰酸甲苯酯中毒

急救措施：二异氰酸甲苯酯急性中毒时，患者应立即脱离现场至空气新鲜处；液体污染眼或皮肤时，应用清水彻底冲洗；吸入二异氰酸甲苯酯有黏膜刺激症状者应密切观察，早期吸氧对症处理，给予糖皮质激素，限制饮水量，合理使用抗生素，注意肺水肿的预防和处理。

防护措施：用沸点较高、蒸气压较小的异氰酸酯类代替二异氰酸甲苯酯，如用二苯甲撑二异氰酸酯或奈撑二异氰酸酯等；二异氰酸甲苯酯挥发性大，生产过程应密闭，加强通风；车间空气中的二异氰酸甲苯酯浓度应控制在最高容许浓度以下；在进行聚氨酯油漆喷涂时，作业人员应戴送风面罩，供应新鲜空气，防止吸入二异氰酸甲苯酯。

泄漏处置：戴好防毒面具与手套；用四倍量的消灰中和后扫起，倒至空旷地方掩埋或焚烧；对污染的地面用肥皂或洗涤剂刷洗，经稀释的污水排入废水系统。

17. 氯乙烯中毒

急救措施：对于氯乙烯中毒的患者，轻度中毒患者应及时脱离现场，吸入新鲜空气，对症治疗恢复较快，重度中毒时应立即送医院。

防护措施：生产车间应做好设备及管道的密闭，加强通风，降低车间空气中的聚乙烯浓度；聚合反应容器使用夹套水冷却装置，防止聚合釜内温度骤升及氯乙烷蒸气大量溢出；加强设备维修，做好防爆措施，防止氯乙烯气体外泄；注意检修时的防毒；作业人员应定期体检，每年一次，对接触浓度高者应1~2年做一次手指 X 射线检查，并检查肝功能。

泄漏处置：迅速撤离泄漏污染区人员至上风处，并进行隔离，严格限制出入。切断火源；应急处理人员戴正压自给式呼吸器，穿防静电工作服；尽可能切断泄漏源；用工业覆盖层或吸附/吸收剂盖住泄漏点附近的下水道等地方，防止气体进入；合理通风，加速扩散；喷雾状水稀释、溶解；构筑围堤或挖坑收容产生的大量废水。如有可能，将残余气或漏出气用排风机送至水洗塔或与塔相连的通风橱内；漏气容器要妥善处理，修复、检验后再用。

18. 有机磷酸酯类农药中毒

急救措施：立即使患者脱离中毒现场，脱去被污染的衣着，用肥皂水彻底清洗污染的皮肤、头发、指甲；如果眼部受到污染，应迅速用清水或 2% 碳酸氢钠溶液冲洗，洗后滴入 1% 后马托品数滴；口服中毒者，用温水或 2% 碳酸氢钠溶液反复洗胃，直至洗出液无农药味为止；轻度中毒者可单独给予阿托品，中度中毒者阿托品及胆碱酯酶复能剂两者并用，其他症状对症治疗。

防护措施：企业应该严格执行《使用有毒物品作业场所劳动保护条例》，实现生产设备机械化、管道化、密闭化和自动化；设置有效的通风装置；及时检修设备，杜绝"跑、冒、滴、漏"现象；定期检测、评价车间空气中有机磷酸农药浓度，使其符合国家卫生标准；作业人员应正确使用个体防护用品；在运输、销售过程中必须遵守《农药贮运、销售和使用的防毒规程》（2006年）的规定；专车、专船装运，不能与粮食、食品混装，并转库储存。

泄漏处置：切断泄漏源，防止有毒物质发生再次伤害；利用合理方式稀释、分解或收集农药，避免造成水资源和环境污染。

19. 拟除虫菊酯类农药中毒

急救措施：立即使患者脱离现场，有皮肤污染者应立即有肥皂水或清水彻底冲洗；口服中毒者用清水或 1% ~3% 碳酸氢钠溶液洗胃；急性中毒以对症治疗为主，重度中毒者应加强支持治疗。

防护措施：拟除虫菊酯类农药的防护措施与有机磷酸酯类农药相似，参见有机磷酸酯类农药。

泄漏处置：拟除虫菊酯类农药的泄漏处置与有机磷酸酯类农药相似，参见有机磷酸酯类农药。

附录 1
常用职业卫生法律法规标准目录

一、法律

《中华人民共和国职业病防治法》

二、行政法规

《中华人民共和国尘肺病防治条例》

《使用有毒物品作业场所劳动保护条例》

《女职工劳动保护特别规定》

三、部门规章

《工作场所职业卫生监督管理规定》(国家安全监管总局令　第 47 号)

《职业病危害项目申报办法》(国家安全监管总局令　第 48 号)

《用人单位职业健康监护监督管理办法》(国家安全监管总局令　第 49 号)

《建设项目职业病防护设施"三同时"监督管理办法》(国家安全监管总局令　第 90 号)

四、规范性文件

《职业病分类和目录》(国卫疾控发〔2013〕48 号)

《高毒物品目录》(卫法监发〔2003〕142 号)

《用人单位职业卫生基础建设主要内容及检查方法》

《职业卫生档案管理规范》

《用人单位职业病危害告知与警示标识管理规范》

《用人单位职业病危害因素定期检测管理规范》

《建设项目职业病危害风险分类管理目录(2012 年版)》

《防暑降温措施管理办法》

五、国家卫生标准和行业标准

GBZ 1—2010《工业企业设计卫生标准》

GBZ 2.1—2007《工作场所有害因素职业接触限值　第 1 部分：化学有害因素》

GBZ 2.2—2007《工作场所有害因素职业接触限值　第 2 部分：物理因素》

GBZ 158—2003《工作场所职业病危害警示标识》

GBZ 159—2004《工作场所空气中有害物质监测的采样规范》

GBZ/T 225—2010《用人单位职业病防治指南》

GBZ 188—2014《职业健康监护技术规范》

GB/T 11651—2008《个体防护装备选用规范》

GB/T 18664—2002《呼吸防护用品的选择、使用、维护》

AQ/T 8008—2013《职业病危害评价通则》

AQ/T 8009—2013《建设项目职业病危害预评价导则》

AQ/T 4233—2013《建设项目职业病防护设施设计专篇编制导则》

AQ/T 8010—2013《建设项目职业病危害控制效果评价导则》

GB/T 29053—2012《防尘防毒基本术语》

GB/T 5817—2009《粉尘作业场所危害程度分级》

AQ/T 4208—2010《有毒作业场所危害程度分级》

HG 20571—1995《化工企业安全卫生设计规定》

SH3047—931《石油化工企业职业安全卫生设计规范》

附录2
用人单位职业卫生管理常用网址

1. 国家安全生产监督管理总局网站

www. chinasafety. gov. cn

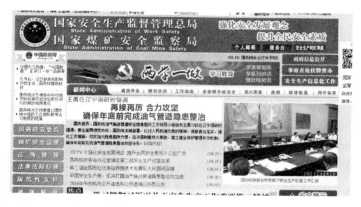

2. 用人单位职业病危害申报网络地址

www. chinasafety. ac. cn

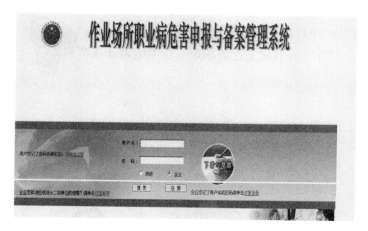

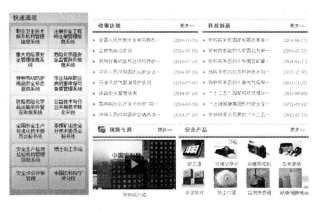

3. 呼吸防护用品合法生产企业查询系统（LA 认证）

www. chinasafety. ac. cn

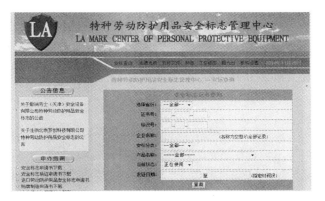

4. 职业卫生有关标准查询和下载地址

（1） www. jdzx. net. cn

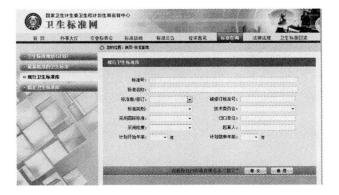

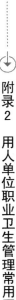

（2）http：//niohp. chinacdc. cn/zyysjk/zywsbzml/index. htm

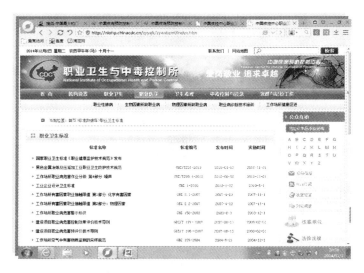

5. 各行业领域防尘防毒技术规范下载网址

http：//www. chinasafety. gov. cn/newpage/aqbz/aqbz_ hybzaq. htm

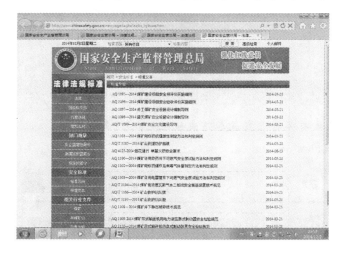

参 考 文 献

［1］孙玉叶，王瑾．化工安全技术与职业健康［M］．北京：化学工业出版社，2015．

［2］何家禧，林琳，李刚，等．职业病危害识别评价与工程控制技术［M］．贵阳：贵州科技出版社，2007．

［3］刘健，赵伟，许石玉．化工企业职业卫生管理问题与思考［J］．职业卫生与应急救援，2007，25（4）：210－211．

［4］俞文兰，周安寿．浅谈现代企业健康促进实施要点［J］．中国工业医学杂志，2004，17（3）：3－4．

［5］何玉雯，俞绍武．化工联合企业职工群体疾病死亡水平与变化趋势的探讨［J］．职业卫生与应急救援，2001，19（1）：64－67．

［6］张洋．关注化工生产中的职业健康［J］．中小企业管理与科技（下旬刊），2015（9）：131．

［7］丁云飞，罗发富．化工行业职业危害防治存在的问题及对策研究［J］．工会信息，2013（3）：18－20．

［8］杨辉．化工企业建立职业健康安全体系的途径和方法［J］．安全生产与监督，2008，29（1）：54－56．

［9］中华全国总工会劳动保护部．职业卫生与职业健康通用读本［M］．北京：中国工人出版社，2012．

［10］寇建朝．中国石化职业卫生读本［M］．北京：中国石化出版社，2014．

［11］董定龙．石油石化职业病危害因素识别与防范［M］．北京：石油工业出版社，2007．

［12］邢娟娟，陈江，杨力，等．企业作业场所职业危害识别与控制［M］．北京：中国工人出版社，2009．

［13］山东省疾病预防控制中心．职业病危害与防护知识手册［M］．山东：山东人民出版社，2015．

［14］余志红．化工工人安全生产知识（图文版）［M］．北京：中国工人出版社，2011．

［15］中国安全生产协会注册安全工程师工作委员会．安全生产技术［M］．北京：中国大百科全书出版社，2011．